"十四五"职业教育国家规划教材

高职高专药学类专业实训教材

药事管理与法规实训

（第3版）

主　编　杨冬梅　何晓丽

副主编　万仁甫　孙加燕　郏枝花　刘　俊

编　者（以姓氏笔画为序）

万仁甫（浙江药科职业大学）

王　清（合肥立方制药股份有限公司）

王　芳（安徽医学高等专科学校）

孙加燕（安庆医药高等专科学校）

刘　俊（安徽省第二人民医院）

刘见侠（安徽国胜大药房连锁有限公司）

何晓丽（合肥职业技术学院）

张琳琳（山东中医药高等专科学校）

杨冬梅（安徽医学高等专科学校）

郏枝花（安徽医学高等专科学校）

清尧龙（毕节医学高等专科学校）

蔡聪艺（泉州医学高等专科学校）

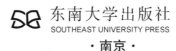

东南大学出版社
SOUTHEAST UNIVERSITY PRESS

·南京·

图书在版编目(CIP)数据

药事管理与法规实训 / 杨冬梅,何晓丽主编. —3
版. —南京:东南大学出版社,2023.7
高职高专药学类专业实训教材
ISBN 978-7-5766-0560-0

Ⅰ. ①药… Ⅱ. ①杨… ②何… Ⅲ. ①药政管理-高
等职业教育-教材②药事法规-高等职业教育-教材
Ⅳ. ①R95

中国版本图书馆 CIP 数据核字(2022)第 242073 号

责任编辑:胡中正 责任校对:子雪莲 封面设计:顾晓阳 责任印制:周荣虎

药事管理与法规实训(第 3 版)

主 编	杨冬梅 何晓丽	
出版发行	东南大学出版社	
出 版 人	白云飞	
社 址	南京四牌楼 2 号 邮编:210096 电话:025-83793330	
网 址	http://www.seupress.com	
电子邮件	press@seupress.com	
经 销	全国各地新华书店	
印 刷	南京凯德印刷有限公司	
开 本	787 mm×1092 mm 1/16	
印 张	14	
字 数	350 千字	
版 次	2023 年 7 月第 3 版	
印 次	2023 年 7 月第 1 次印刷	
书 号	ISBN 978-7-5766-0560-0	
定 价	38.00 元	

* 本社图书若有印装质量问题,请直接与营销部调换。电话(传真):025-83791830。

第3版前言

　　《药事管理与法规》是高职高专教育药学类、食品药品管理类、药品制造类专业必修的一门重要的专业课程，课程主要内容包括药事组织、药品监督管理及药品注册、生产、经营、使用、信息、价格和广告等方面的管理。目前《药事管理与法规》公开出版的实训教材较少，理论教材中有关实训实践项目有限，实训项目可供选择性不高，且缺少具体的实践考核标准，基于上述情况，我们编写了《药事管理与法规实训》教材。

　　该教材自2013年首次出版以来，使用效果良好，先后被评为省级规划教材和省级一流教材建设项目，鉴于近年来我国药事管理与法规政策变化较大，为保证教材时效性和社会发展需求，该《药事管理与法规实训》教材在原来教材的基础上，紧跟当前药事管理的法律法规，以现行《中华人民共和国药品管理法》（2019年修订，国家主席令第31号）、《药品注册管理办法》（2020年，国家市场监督管理总局令第27号）、《药品生产质量管理规范》（2010年修订，卫生部令第79号）、《药品生产监督管理办法》（2020年，国家市场监督管理总局令第28号）、《药品经营质量管理规范》（2016年修正，国家食品药品监督管理总局令第28号）、《关于印发执业药师职业资格制度规定和执业药师职业资格考试实施办法的通知》（（国药监人〔2019〕12号）和《执业药师注册管理办法》（国药监人〔2021〕36号）以及其他相关法律、法规为依据，结合药品行业工作岗位需求进行编写和完善。

　　为了更好地体现高职高专教育特点和专业培养目标的需求，切实满足岗位需要、教学需要和社会需要的教学特点，推进"岗、课、赛、证"一体化，为各类赛事和"1＋X"医药购销员等考核实践提供支撑，教材坚持以"项目导向，任务驱动"构建课程体系，对实训项目形式进行了修改完善，调整为一个实训项目下列具体的实训任务，凸显模块特点，框架更加清晰，具有实施路径清晰，可操作性强，实训考核标准具体，针对岗位性强等特点。

　　该教材共设十一个项目，二十一个实训任务，实训任务包括实训目标、实训内容、知识拓展、实训考核评分标准等模块，实训内容包含实训目的、实训相关知识、实训所需和实训要点等。增加了首营企业与首营品种审核、药品储存与养护、特殊管理药品零售调研、中药饮片销售市场调研四个实训任务,连同原来十七个实训任务,共计二十一个实训任务,实训形式丰富多样,包括参观调研、案例教学、分组讨论、情景模拟等。教材充分利用现代信息技术,适当增加了数字资源,如学习课件、教学视频、图片资源、学生优秀作品展示等,为教师实训指导和学生实训提供网络线上服务和支撑。

调整后的实训内容涵盖了《药事管理与法规》各知识模块实践内容,更加突出职业能力的培养,侧重专业知识的应用,实践训练着重培养学生分析问题和解决问题的能力,注重培养学生的基本技能。可供全国高职高专药学类、食品药品管理类、药品制造类专业使用,各学校可根据专业培养目标、专业知识结构需要、职业技能要求及学校教学条件自行调整或选择实训项目。

按照项目顺序,编写人员任务分工如下:项目一由何晓丽、万仁甫编写,项目二由孙加燕编写,项目三由蔡聪艺编写,项目四由万仁甫编写,项目五由何晓丽、王清编写,项目六由杨冬梅、刘见侠、郏枝花、清尧龙、王芳编写,项目七由杨冬梅、刘俊编写,项目八由何晓丽、蔡聪艺编写,项目九由郏枝花、孙加燕编写,项目十由王芳编写,项目十一由张琳琳编写。

本教材编写得到各参编高校和行业企业专家学者以及所在单位领导及同仁的大力支持,在此深表感谢!我国药事管理与法规处于快速发展中,由于编者水平有限,教材内容难免有不足之处,恳请广大师生批评指正!

杨冬梅　何晓丽

2022 年 11 月

第1版前言

《药事管理与法规》是高职高专教育药品类各专业的一门重要的专业课程,课程主要内容包括药事组织、药品法制管理及药品注册、生产、经营、使用、信息、价格和广告诸方面的监督管理等。目前《药事管理与法规》公开出版的实训教材较少,理论教材中有关实训实践项目有限,实训项目可供选择性不高,学时偏少,且缺少具体的实践考核标准,基于上述情况,我们编写了本实训教材,本教材基本涵盖了《药事管理与法规》各章节实践内容。

本教材实训项目主要包括总结药事管理事件、参观药事机构、药品注册申报、药品分类管理、编写药讯、处方点评、主题演讲、药品标签和说明书实例讨论、药品广告批准文号的审批、药品标识物调研和典型案例评析等,共计 28 个学时。教材包括实训目标、实训内容、知识拓展、实训考核评分标准等模块,实训内容包含实训目的、实训所需和实训要点等。

本实训教材力求体现高职高专教育特点和专业培养目标的需求,以切实满足"岗位需要"、教学需要和社会需要的教学特点。实践(实训)内容要求突出职业能力的培养,以强化职业能力培养为原则,侧重专业知识的应用,实践训练着重培养学生分析问题和解决问题的能力,注重培养学生的基本技能。

本实训教材供全国高职高专药学、药品经营与管理、药物制剂技术、生物制药技术、化学制药技术和中药制剂技术专业使用,各学校可根据专业培养目标、专业知识结构需要、职业技能要求及学校教学条件自行调整或选择实训项目。

本教材编写得到各位编者单位领导的大力支持,编写过程中,安徽医学高等专科学校的郭毅教授做了悉心指导,安徽省第二人民医院药学部的刘俊老师做了大量的具体工作,在此一并致谢!

由于编者水平有限,教材内容难免有不足之处,恳请广大师生批评指正!

杨冬梅

2013 年 4 月

目 录

项目一
药事管理与药事组织

　　药事管理是指对药学事业的综合管理,其目的是保证公众用药安全、有效、经济、合理、及时、方便,不断提高国民的健康水平,促进经济社会协调发展。药品监督管理部门和药品检验机构是我国药事组织的重要组成部分,在药事管理中发挥重要作用。

　　1984年我国建立并颁布实施了《药品管理法》,1998年随着国家药品监督管理局及各省级药品监督管理局的相继成立,以及药事领域的立法性文件的逐步颁发,中国的医药行业开始走入一个新的纪元。近年来随着我国国力的提升,药事管理进入飞跃式发展阶段,2019年12月1日,新修订的《药品管理法》实施,是我国药事管理工作的重大事件,对我国医疗卫生事业的发展具有重要的科学指导意义。新修订的《药品管理法》突出了加强药品管理,保证药品质量,保障公众用药安全和合法权益,保护和促进公众健康的目标。全程贯穿了"四个最严"要求,将风险管理理念贯穿于药品研制、生产、经营、使用、上市后管理等各个环节,发挥法律的最高权威作用,体现了国家对药品管理的严格要求,保障公众基本用药安全的决心。

学习课件

任务一　总结近年来我国药事管理工作重大事件

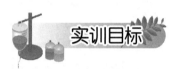
实训目标

1. 掌握药事管理工作事件收集方法和信息来源渠道。
2. 学会整理总结近年来我国药事管理工作的成绩及重大事件。
3. 了解药事管理工作重大事件的评论。

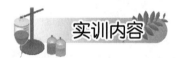
实训内容

一、实训目的

结合"我国药事管理学课程的研究内容",选取药事管理与法规某一方面的内容,如药品生产管理、药品经营管理、药品说明书管理、药品广告管理、药品注册管理和药师管理法规建设等,通过收集、整理、分析相关资料,了解近年来药事管理领域发生的重大事件。

实训侧重于总结与药事管理工作息息相关的重大事件并进行简要评论,学生通过本次实训的各个环节,查找资料、分析资料、撰写总结和现场陈述,可以全面、系统地了解药事管理各行业情况,同时锻炼学生勤于总结、善于思考的能力,进而提高学生的专业素养,为今后工作中更加正确认识药学工作奠定专业基础。

二、实训相关知识

(一)药事管理典型事件示例

1. 事件一:新修订《中华人民共和国药品管理法》发布　《中华人民共和国药品管理法》(简称《药品管理法》)是以药品监督管理为中心内容,深入论述了药品评审与质量检验、药品生产经营管理、药品使用与安全监督管理、医院药学标准化管理等,对医疗卫生事业的发展具有科学的指导意义。

1984 年 9 月 20 日,该法经第六届全国人民代表大会常务委员会第七次会议通过,自 1985 年 7 月 1 日起施行,现行版本为 2015 年 4 月 24 日十二届全国人大常委会第十四次会议修改,2019 年 8 月 26 日,新修订的《中华人民共和国药品管理法》经十三届全国人大常委会第十二次会议表决通过,于 2019 年 12 月 1 日起施行。本次修订是自 1984 年颁布以来的第二次大修订。

新修订的《药品管理法》共计 12 章 155 条,对药品研制、注册、药品上市许可持有人、药品生产和经营、医疗机构药事管理、药品上市后管理、药品价格和广告、药品储备和供应、监督管理和法律责任等方面进行了明确规定。新修订的《药品管理法》重新划定了网络禁售的药品范围,处方药可以在电商平台进行购买。此次修订就假药的范畴进行了新的定义,国内未批的进口境外合法新药不再按假药论处。

2. 事件二:新修订《执业药师注册管理办法》发布　2019 年国家药监局、人力资源社会保障部修订印发了《执业药师职业资格制度规定》,对新形势下执业药师注册和监督管理等方面的工作做出了比较全面的规定。为了进一步贯彻落实国务院大督查有关整改工作要求,强化对执业药师继续教育的监督管理,经认真研究,并广泛向有关部门和社会公开征求意见建议,国家药监局组织修订了《执业药师注册管理办法》(以下简称《办法》),并于 2021 年 6 月 18 日颁布实施。

《办法》贯彻落实《执业药师职业资格制度规定》要求,在将《执业药师注册管理暂行办法》及 2004 年、2008 年《关于〈执业药师注册管理暂行办法〉的补充意见》等相关补充规定进行整合完善的基础上,进一步明确了执业药师注册管理总体要求和注册条件要求,增加了执业药师岗位职责和权利义务等内容。按照"放管服"改革要求,《办法》依照法定程序优化了执业药师注册流程,精简注册申报材料,降低延续注册频率。按照落实"互联网＋政务服务"要求,《办法》规定要完善全国执业药师注册管理信息系统,推进网上全程申报审批。同时,强化监督管理,药品监督管理部门要按照有关规定,对执业药师注册、继续教育实施监督检查,对挂证、违规执业等情形,要严格惩处,明确对伪造证件、以不正当手段取得注册证、挂证、违规执业等不同情形,予以责令改正、撤销注册证、三年内不予注册等处理。此外,《办法》明确要加强注册与继续教育衔接,督促执业药师加强继续教育。

3. 事件三:新修订《药品生产监督管理办法》发布　药品生产环节直接决定药品的质量与安全。必须落实药品生产质量责任,保证生产过程持续合规并规范质量管理,加强药品生产环节监管,对药品监督检查和风险处置加以规范。

《药品生产监督管理办法(试行)》于 2002 年 12 月 11 日公布,2003 年 2 月 1 日起施行。2004 年 8 月 5 日,原国家食品药品监督管理总局发布 14 号令对试行办法予以修订,并公布正式的《药品生产监督管理办法》,自公布之日起施行。2017 年原国家食品药品监督管理总局 37 号令对《药品生产监督管理办法》个别条款进行修正。我国在结合本国监管实践且借鉴国际先进药品管理经验的基础上,2020 年 3 月 30 日国家市场监督管理总局官网公布了《药品生产监督管理办法》(简称《办法》),该办法已于 2020 年 7 月 1 日正式实施。

新《办法》共 6 章 81 条。《药品生产监督管理办法》贯彻落实了新《中华人民共和国药品管理法》《中华人民共和国疫苗管理法》等法律法规的精神要义,对药品生产及监管活动进行了全新的规范和指导。新《办法》以全面落实药品生产质量管理规范(GMP)为基础,以风险管理、全程管控为原则,通过明确各方责任划分,创新监督检查机制,严查重处违法违规行为,严肃问责追责,切实筑牢药品安全防线,以保护和促进公众健康。

4. 事件四:新修订《药品注册管理办法》发布 《药品注册管理办法》是我国药品注册管理的重要部门规章,在规范药品注册行为、引导药物研发、促进医药产业发展等方面发挥了重要的作用。2019 年 12 月 1 日《中华人民共和国药品管理法》和《中华人民共和国疫苗管理法》颁布实施,《药品注册管理办法》根据以上两个新法要求进行了相应的调整。此次修订落实法律精神、固化改革成果,借鉴国际监管机构的先进管理理念,在广泛听取行业意见后,最终形成了新《药品注册管理办法》,并于 2020 年 3 月 30 日正式发布,2020 年 7 月 1 日起施行。

新修订的《药品注册管理办法》共 10 章 126 条。规定了新药申请、仿制药申请、进口药品申请及其补充申请和再注册申请的管理办法,包括药物注册的基本要求、临床、新药申请、仿制药及进口药的申报与审批、非处方药的申报、药品再注册、药品注册检验等,其中规定了药物申请所需进行的各期临床内容与要求,明确了临床中需审核和备案的关键程序,以及临床中不良事件的应对措施等。

与 2007 年《药品注册管理办法》相比,2020 年新修订的《药品注册管理办法》将药品上市许可持有人制度、临床试验默示许可制度、优先审评审批制度以及附条件批准制度等固化;继续实施鼓励创新的政策,设置了突破性疗法、优先审评审批、附条件批准和特别审批程序 4 个通道,加快药品审评审批,明确了 4 个通道的适用范围、纳入标准、支持政策和终止程序及相关要求;优化和调整了药品注册程序,尤其是审评、检查检验等各环节的衔接上。

(二)查阅资料

充分利用专业期刊、报纸、网站等资源(如《医药导报》《中国药事》)撷取相关信息。网络资料应注意其信息的真实性,比较常用的国内医药学网站有国家药品监督管理局、国家医疗保障局、中华医学会、丁香园等,也可以从国外医药学期刊、网站翻译一些前沿知识,或者国外指南性质的文献。

(三)归纳、总结和陈述

利用检索工具,按照一定的步骤和方法查找信息后,对原始资料根据真实性原则、准确性原则、完整性原则和标准性原则进行质量上的评价和核实,并进行初步的筛选和取舍。整理出来的资料根据不同类型、不同观点进行分类分组,脉络分明,条理清晰,最后形成提纲并进行整合,不断地加以补充和完善,最终形成自己的陈述论文。

三、实训所需

1. 网络资源 中华人民共和国中央人民政府、国家药品监督管理局、国家卫生健康委员会和国家医疗保障局等网站。

2. 专业刊物 《中国药事》《医药经济报》《中国医药报》和《健康报》等专业期刊及报纸。

3. 硬件设备 计算机、打印机。

四、实训要点

(一) 实训安排

1. 班级分组 每组 5 人左右并进行分工。

2. 查阅资料 充分利用专业期刊、报纸、网络等资源,查阅相关文献、网页、期刊及报纸,收集资料。

3. 整理总结 收集事件信息,并制作成 PPT,内容包括事件简介、简要点评和适当的插图或视频。

4. 小组汇报 召开班级讨论会,每组选派 1 名同学做现场陈述。

5. 班级互动 参会同学自由提问,小组团队协作解答。

6. 老师点评。

7. 实训考核 总结近年来我国药事管理工作重大事件实训考核见表 1-1。

(二) 实训注意

1. 撰写总结 应本着实事求是的态度分析、评价药事管理事件,并要求详略得当,突出重点。把那些技能显示主题特点又有一定普遍性的材料作为重点选用。

2. PPT 制作 要求适当选用简短视频和图片,现场报告要做到结合图片讨论事件。

(三) 实训流程

总结近年来我国药事管理工作重大事件实训流程,如图 1-1 所示。

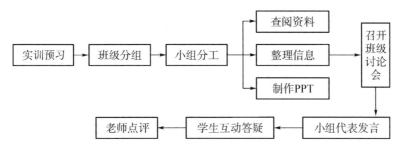

图 1-1 总结近年来我国药事管理工作重大事件实训流程图

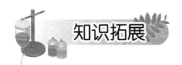

从"疫苗事件"看药品召回

药品召回是指按照规定的程序收回已上市销售的存在安全隐患的药品。有下列情况发生的为必须召回药品：① 药品监督管理部门公告的质量不合格药品，包括假药、劣药或因存在安全隐患而责令召回的药品；② 生产商、供应商主动要求召回的药品；③ 调剂、发放错误的药品；④ 已证实或高度怀疑被污染的药品；⑤ 使用过程中发生影响较大并造成严重后果的药品群体不良事件的药品；⑥ 已过期失效的药品。2018 年 7 月"疫苗"事件发生后，长生生物发布公告，表示对有效期内所有批次的冻干人用狂犬病疫苗全部实施召回，除此之外，国家药监局和吉林省食药监局分别对长春长生公司作出多项行政处罚，国家药监局撤销长春长生公司狂犬病疫苗（国药准字 S20120016）药品批准证明文件；撤销涉案产品生物制品批签发合格证，并处罚款 1 203 万元。吉林省食药监局吊销其《药品生产许可证》；没收违法生产的疫苗、违法所得18.9 亿元，处违法生产、销售货值金额三倍罚款 72.1 亿元，罚没款共计 91 亿元；对涉案的高某等 14 名直接负责的主管人员和其他直接责任人员作出依法不得从事药品生产经营活动的行政处罚。涉嫌犯罪的，由司法机关依法追究刑事责任。药品召回不仅保障了广大人民群众用药安全，规范药品市场秩序，同时能够促进行业健康发展。

 思考题

1. "药事管理学"课程内容包括哪些方面？

2. 药事管理事件可以从哪些渠道获取？

3. 总结药事管理事件意义何在？

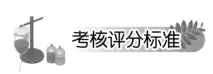 考核评分标准

表1-1　总结近年来我国药事管理工作重大事件实训考核评分表

班级：　　　　　姓名：　　　　　学号：　　　　　得分：

项　目	分值	操作实施要点	得分及扣分依据
格式 （5分）	5	标题完整	
前言 （15分）	5	概述	
	10	主题清晰	
主体 （60分）	5	内容实用、及时、具有代表性	
	5	事件简介	
	5	事件处理结果	
	10	产生的危害后果	
	10	评论与思考	
	5	国家相关政策法规	
	10	年度事件的总结和思考（正面和反面）	
	10	事件来源真实、准确、有标注	
结尾 （10分）	5	表现主题	
	5	署名和时间	
生生互评 （10分）	10	事件选取、分析和思考综合得分	
总　分			

监考教师：　　　　　　　　　　　　考核时间：

（何晓丽）

学习课件

任务二　参观药品监督管理部门或药品检验机构

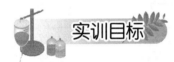

实训目标

1. 掌握药品监督管理部门或检验机构设置情况及其主要工作职责。
2. 学会观察社会管理组织,绘制组织机构图。
3. 了解药品监督管理部门或检验机构内部分工。

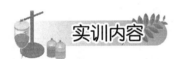

实训内容

一、实训目的

通过对所在地区药品监督管理部门或检验机构的实地参观,掌握药品监督管理部门或检验机构的设置情况及其主要工作职责,熟悉其内部分工,使学生加深理解药品监督管理行政机关与技术机构等药事组织相关的知识内容。

二、实训相关知识

(一)省、自治区、直辖市及以下药品监督管理部门

2019年新修订的《中华人民共和国药品管理法》明确省、自治区、直辖市人民政府药品监督管理部门负责本行政区域内的药品监督管理工作。设区的市级、县级人民政府承担药品监督管理职责的部门(即药品监督管理部门)负责本行政区域内的药品监督管理工作。县级以上地方人民政府有关部门在各自职责范围内负责与药品有关的监督管理工作。

(二)省、自治区、直辖市及以下药品监督管理技术机构

药品检验机构为同级药品监督管理机构的直属事业单位,承担依法实施药品审批和药品质量监督检验所需的药品检验工作。省级药品监督管理部门设置食品药品检验研究院,市级设置食品药品检验中心。药品检验机构主要负责本行政区的药品检验工作。

省级药品监督管理部门设置食品药品检验研究院业务技术科室一般设有业务技术管理室、质量管理室、化学药品室、中药室、抗生素室、药理室、生化室、药品标准室、食品分析室、化妆品检测室等。

药品检验机构业务技术科室部分设备仪器有液相色谱—质谱联用仪、薄层扫描仪、全自动生化仪、气相色谱—质谱联用仪、全自动取样溶出度仪等。

药品检验所业务技术科室部分设备仪器如图1-2至图1-6所示。

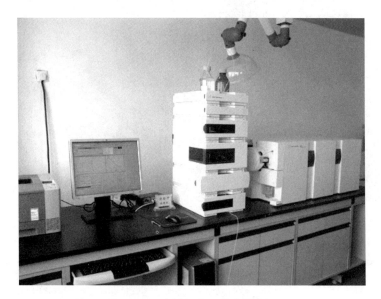

图 1-2　液相色谱—质谱联用仪

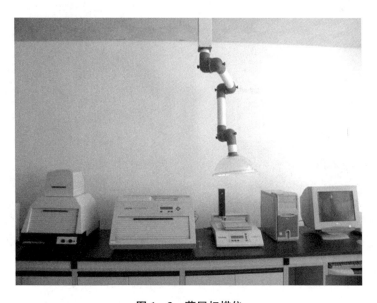

图 1-3　薄层扫描仪

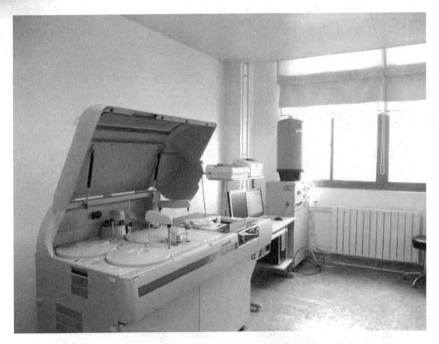

图1-4　全自动生化仪

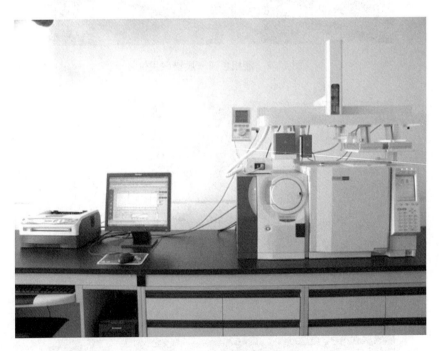

图1-5　气相色谱—质谱联用仪

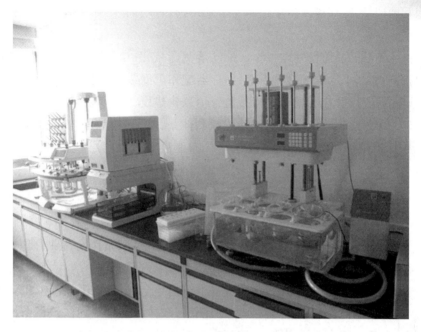

图 1-6　全自动取样溶出度仪

（三）省级药品监督管理部门主要职责

1. 负责全省药品(含中药、民族药,下同)、医疗器械和化妆品安全监督管理。贯彻执行国家有关药品、医疗器械和化妆品法律法规以及鼓励药品、医疗器械和化妆品新技术新产品的管理与服务政策。拟订全省监督管理政策规划,组织起草地方性法规、规章草案,并组织实施。

2. 负责监督实施药品、医疗器械、化妆品标准,制订完善并监督实施中药材(含民族药材)地方标准和中药饮片(含民族药饮片)地方炮制规范,组织落实分类管理制度。配合实施国家基本药物制度。

3. 依职责承担药品、医疗器械和化妆品的注册备案工作,组织实施药品、医疗器械和化妆品生产许可备案工作。严格上市审评审批,完善审评审批服务便利化措施并组织实施。

4. 负责全省药品、医疗器械和化妆品质量管理。监督实施国家研制、生产质量管理规范,依职责监督和指导实施经营、使用质量管理规范。组织实施中药材生产质量管理规范、中药饮片炮制规范。依法实施中药品种保护制度。

5. 负责药品、医疗器械和化妆品上市后风险管理。建立健全全省药品不良反应、医疗器械不良事件、化妆品不良反应和药品滥用监测体系,并开展监测、评价和处置工作。依法承担药品、医疗器械和化妆品安全应急管理和投诉举报处置工作。

6. 承担执业药师注册管理工作。

7. 负责组织实施药品、医疗器械和化妆品监督检查与处罚。执行监督检查制度,依职责查处药品、医疗器械和化妆品生产环节以及药品批发、零售连锁总部、互联网销售第三方平台的违法行为,依职责组织指导查处其他环节违法行为。

8. 组织开展药品、医疗器械和化妆品安全宣传、教育培训、国际交流与合作。推进诚信体系建设。

9. 负责指导市县药品监督管理工作。推动落实药品、医疗器械和化妆品安全企业主体责任，监督市县履行党政同责，组织实施药品、医疗器械和化妆品安全考核。

10. 推进全省药品、医疗器械和化妆品监管信息化建设。负责制定药品、医疗器械和化妆品的安全科技发展规划并组织实施，推动检验检测体系、电子监管追溯体系和信息化建设。完善全省药品、医疗器械和化妆品安全信息统一公布制度和重大信息直报制度，公布重大安全信息。

11. 完成省委、省政府以及省市场监管局交办的其他任务。

（四）有关职责分工

1. 与经济和信息化厅的有关职责分工　经济和信息化厅负责医药行业管理。省级药品监督管理部门负责药品、医疗器械和化妆品质量管理。

2. 与公安厅的有关职责分工　公安厅负责组织指导全省药品、医疗器械和化妆品犯罪案件侦查工作。省级药品监督管理部门与公安厅建立行政执法和刑事司法工作衔接机制。药品监督管理部门发现违法行为涉嫌犯罪的，按照有关规定及时移送公安机关，公安机关应当迅速进行审查，并依法作出立案或者不予立案的决定。公安机关依法提请药品监督管理部门作出检验、鉴定、认定等协助的，药品监督管理部门应当予以协助。

3. 与省卫生健康委的有关职责分工　省级药品监督管理部门会同省卫生健康委组织执行国家药典标准，建立重大药品不良反应和医疗器械不良事件相互通报机制和联合处置机制。

4. 省级药品监督管理部门与市县药监部门的有关职责分工　省级药品监督管理部门负责制定全省药品、医疗器械和化妆品监管制度，并负责药品、医疗器械和化妆品生产环节的许可、检查和处罚，以及药品批发许可、零售连锁总部许可、互联网销售第三方平台备案及检查和处罚。

市、县两级市场监管部门负责药品零售、医疗器械经营的许可、检查和处罚，以及化妆品经营和药品、医疗器械使用环节质量的安全监测、检查和处罚，参与省级药品监督管理部门组织的监督检查。

（五）省级药品检验机构主要职责

1. 依法承担实施药品审批和质量监督检查所需的检验工作。

2. 承担对辖区药品的注册检验、委托检验、监督抽查检验、复验仲裁、技术咨询。

3. 承担药品检测方法的实验研究和有关的科研工作以及部分国家药品标准的起草、修订、复核等工作。

4. 承担中国食品药品检定研究院下达的标准品、对照品协作标定任务。

5. 承担基层企事业单位有关人员的技术进修、业务培训和医药院校的毕业生实习工作。

6. 执行药品监督管理部门交办的有关药品、医疗器械和药包材监督检验及其他有关工作。

三、实训所需

1. 实训场所 所在地药品监督管理部门或药品检验机构。

2. 网络资源 国家卫生健康委员会、国家药品监督管理局、中国食品药品检定研究院、地方药品监督管理部门或药品检验机构等网站。

3. 硬件设备 计算机、打印机等。

四、实训要点

（一）实训安排

1. 实地参观 参观药品监督管理部门或药品检验机构,听取工作人员的介绍,熟悉药品监督或检验机构的组成及各部门的主要工作内容。

2. 绘制框架图 绘制药品监督管理部门或药品检验机构的组织机构框架图,并描述各部门的主要工作职责。

3. 撰写参观小结 参观结束,每人完成一篇1 000～2 000字的参观小结。小结内容包括:参观时间、单位名称、参观单位基本情况简介;概述三个主要职能部门的工作职责;对理论知识和实践认识进行比较、分析。

4. 实训考核 参观药品监督管理部门或药品检验机构,实训考核参考实训考核评分表1-2。

（二）实训注意

1. 参观前复习药事组织中药品监督管理部门及药品技术监督机构的相关内容。

2. 通过参观学习,熟悉药品监督或检验机构的主要职责。

（三）实训流程

参观药品监督管理部门或药品检验机构实训流程如图1-7所示。

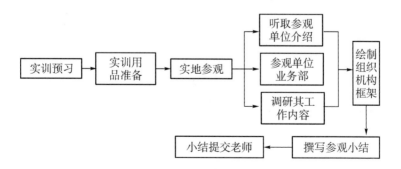

图1-7 参观药品监督管理部门或药品检验机构实训流程图

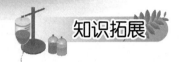 知识拓展

国家药品监督管理局的历史沿革

1998年3月,我国在原国家医药管理局基础上,组建国家药品监督管理局,成为国务院直属机构。

2003年5月,在原国家药品监督管理局的基础上,组建国家食品药品监督管理局,直属国务院领导,主持全国药品监督管理工作。

2008年7月10日,国务院办公厅发布《关于印发国家食品药品监督管理局主要职责内设机构和人员编制规定的通知》(国办发〔2008〕100号文)。该通知规定:设立国家食品药品监督管理局(副部级)为卫生部管理的国家局。

2013年根据十二届全国人大一次会议通过的《国务院机构改革和职能转变方案》,将食品安全办的职责、食品药品监管局的职责、质检总局的生产环节食品安全监督管理职责、工商总局的流通环节食品安全监督管理职责整合,组建国家食品药品监督管理总局。2013年3月22日,国家食品药品监督管理总局正式挂牌,主要职责是对生产、流通、消费环节的食品安全和药品的安全性、有效性实施统一监督管理等。

2018年3月13日,十三届全国人大一次会议审议国务院机构改革方案,组建国家市场监督管理总局,不再保留国家食品药品监督管理总局。因此,目前的国家药品监督管理局成为国务院部委管理的国家局,由国家市场监督管理总局管理,主要职责是负责药品、化妆品、医疗器械的注册并实施监督管理。

 思考题

1. 所参观药品监督管理部门或药品检验机构的主要工作职责是什么?

2. 所参观药品监督管理部门或药品检验机构的主要部门有哪些?

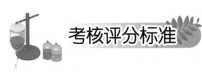 考核评分标准

表 1-2　参观药品监督管理部门或药品检验机构实训考核评分表

班级：　　　　　　姓名：　　　　　　学号：　　　　　　得分：

项　目	分值	实训考核指标	得分及扣分依据
组织机构图 （30分）	10	组织机构图设计合理	
	10	各部门关系清晰明了	
	10	文字、图片排版美观	
参考小结 （60分）	5	字数符合要求	
	5	参观时间、参观单位全称	
	15	参观单位基本情况简介	
	5	各主要科室名称	
	10	参观单位主要职责	
	10	主要科室工作职责（不少于三个科室）	
	10	理论知识和实践认识进行比较、分析	
生生互评 （10分）	10	组织机构图、参观小结综合得分	
总　分			

监考教师：　　　　　　　　　　　　　　　　　考核时间：

（万仁甫）

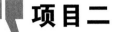

项目二
药学专业技术人员管理

　　药学的发展主要经历了三个阶段,即保障供应、参与临床用药实践和促进合理用药的临床药学阶段以及以患者为中心、强调改善患者生命质量的药学服务阶段。药学技术人员的工作目标是提供高品质的药品、高水准的专业技术和负责的药学信息服务。药师在药物治疗中提供的药学服务,是为了使患者获得最佳的治疗效果,以提高人类的健康和生命质量。

　　随着不同时期药学实践技能要求的变化,药学专业技术人才的职业准入和能力发展要求也相应不断提高。执业药师是药学专业技术人员中的重要组成部分,国家药品监督管理部门负责对需由执业药师承担的岗位做出了明确规定。本项目实训旨在学习药学各个领域执业药师的岗位职责及法律规定的基础上,了解执业药师的执业现状,进一步理解相关法律法规,药事伦理和药学职业道德对药事活动的约束作用,更好地树立依法执业的观念。

学习课件

任 务 执业药师现状调研

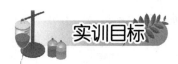

实训目标

1. 掌握被调查的药学各领域执业药师在各工作岗位的职责规定、业务范围及执业药师管理的相关规定。

2. 学会应用药师职业道德准则帮助解决可能存在的药事纠纷。

3. 了解执业药师的考试、注册及继续教育的管理规定。

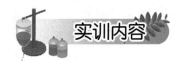

实训内容

一、实训目的

通过对执业药师现状及地位的调研,进一步了解我国执业药师资格制度的实施情况,锻炼学生分析、解决问题的能力和团队合作精神,强化执业药师的服务意识,为今后能够依法执业打下基础。

二、实训相关知识

(一)相关概念

1. **药学专业技术人员** 是指受过系统的药学专业知识培训,经过国家相关资格认定,取得药学专业技术职务证书或执业药师资格,遵循药事法规和职业道德规范,从事药品的研发、生产、经营、使用、检验和监督管理有关实践活动的技术人员。

2. **药师** 广义的药师是指接受了药学专业教育,经有关部门考核合格后取得资格,从事药学专业技术工作的个人;狭义的药师是指药学专业技术职称系列中的初级专业技术资格:药师(中药师)。

3. **执业药师** 是指经全国统一考试合格,取得《中华人民共和国执业药师职业资格证书》

并经注册(执业药师注册证如图 2-1),在药品生产、经营、使用和其他需要提供药学服务的单位中执业的药学技术人员。执业药师英文译为:Licensed Pharmacist。

4. 药品生产企业　是指生产药品的专营企业或者兼营企业,是应用现代科学技术,获准从事药品的生产活动,实行自主经营,独立核算,自负盈亏,具有法人资格的基本经济组织。

5. 药品批发企业　将购入的药品销售给药品生产和经营企业以及医疗机构的药品经营企业。

6. 药品零售企业　指将购进的药品直接销售给消费者的药品经营企业。经营方式是药品零售,是消费者购买药品的主要渠道,向消费者销售药品。

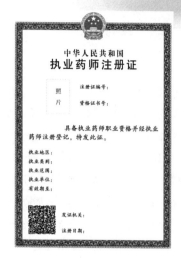

图 2-1　执业药师注册证

7. 药品零售连锁企业　是指经营同类药品、使用统一商号的若干个门店,在同一总部的管理下,采取统一采购配送、统一质量标准、采购同销售分离、实行规模化管理经营的组织形式。

8. 医疗机构　依法设立,诊断治疗患者疾病,并向公众提供医疗卫生服务的组织机构。

(二)执业药师的考试、注册、注册管理及继续教育

查阅国家药监局、人力资源社会保障部《关于印发执业药师职业资格制度规定和执业药师职业资格考试实施办法的通知》(国药监人〔2019〕12 号)和《执业药师注册管理办法》(国药监人〔2021〕36 号)等资料。

(三)药学职业道德准则

2006 年 10 月 18 日,中国执业药师协会发布《中国执业药师职业道德准则》,其适用于中国境内的执业药师,包括依法暂时代为履行执业药师职责的其他药学技术人员。具体内容为:救死扶伤,不辱使命;尊重患者,平等相待;依法执业,质量第一;进德修业,珍视声誉;尊重同仁,密切协作。

三、实训所需

1. 专业资料　《药品经营质量管理规范》《药品生产质量管理规范》《处方管理办法》《医疗机构药事管理规定》。

2. 实训场所　药品零售药店(包括单体药店和连锁药店)、药品批发企业、药品生产企业(中药和西药)、医疗机构药学部门。

3. 记录工具　相机、计算机、打印机、调查问卷。

四、实训要点

(一) 实训安排

1. **班级分组** 每组 4～5 人,并确定小组长。

2. **确定调研对象** 每组抽签决定调研对象(药品生产企业、药品批发企业、药品零售企业、医疗机构药学部门),然后通过教师帮助或自行联系当地的调研对象。

3. **调研设计** 根据调研对象确定调研形式(访谈调研或者问卷调研)拟出调研提纲,设计调查问卷,主要从执业药师的年龄、学历层次、工作年限、专业背景、执业药师的岗位、岗位职责及待遇地位、药学服务等情况进行调研。

4. **实施调研** 准备好身份证明或介绍信、笔记本、调查问卷等。在单位允许的情况下,必要时可录像、录音、照相等。

5. **撰写调研报告** 根据调研对象,每位学生撰写调研报告 1 份,注明调研时间、调研单位名称和企业基本情况等,对被调研执业药师的年龄、学历层次、工作年限、专业背景、岗位职责、地位、药学服务等情况进行分析,报告字数不少于 1 000 字,实训结束一周内,提交老师。

6. **调研汇报** 由小组选派代表对调研结果进行 PPT 汇报。

7. **实训考核** 执业药师现状调研实训考核见表 2-1。

(二) 实训注意

1. 实训前小组成员认真检索,查阅国家药品监督管理局、中国药学会、中国执业药师协会、《中国药事》《中国药师》《中国执业药师》等相关网站、报纸杂志,了解当地执业药师的报考情况、通过率、注册率以及在岗执业药师的岗位职责等,进一步明确本组调研目的。

2. 实训过程中,不能影响被参观、调研单位的工作秩序及商业活动。同时注意保护被调查对象的个人隐私相关信息。

(三) 实训流程

执业药师现状调研实训流程图如图 2-2 所示。

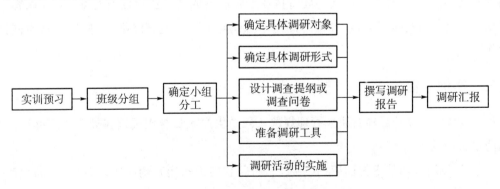

图 2-2 执业药师现状调研实训流程图

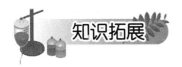

我国执业药师制度概述

我国在 1994 年建立执业药师资格制度,目前的执业药师资格制度是以资格考试、注册监管、继续教育为框架的管理制度。

1994 年 3 月 15 日,原人事部与原国家医药管理局印发《执业药师资格制度暂行规定》及考试实施办法,开始在全国药品生产和流通领域实施执业药师资格制度。

1995 年 7 月 5 日,原人事部与国家中医药管理局印发《执业中药师资格制度暂行规定》及考试实施办法,开始在中药生产和流通领域实施执业中药师资格制度。

1998 年,执业药师和执业中药师的监督管理职能统一到当年新组建的国家药品监督管理局。该局与原人事部于 1999 年 4 月 1 日共同修订印发《执业药师资格制度暂行规定》及考试实施办法。

2000 年起执业药师资格考试以两年为一个周期,采用滚动的制度。

2019 年 3 月,国家药监局、人力资源和社会保障部联合印发《执业药师职业资格制度规定》《执业药师职业资格考试实施办法》,将执业药师学历准入门槛从中专调整为大专,将考试周期由两年调整为四年,注册有效期由三年改为五年,并于 2022 年 2 月对执业药师考试的工作年限做了进一步调整,将符合专业要求的大专学历考生工作年限由 5 年调整为 4 年,将符合专业要求的本科学历的考生工作年限由 3 年调整为 2 年。

微课 2-1 如何成为一名执业药师

1. 试举例讨论我国药学职业道德对药事活动的规范作用。

2. 新时期面对各种社会压力,如何"不忘初心,牢记使命",成为一名合格的药师?

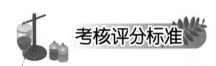考核评分标准

表 2-1　执业药师现状调研实训考核评分表

班级：　　　　　　姓名：　　　　　　学号：　　　　　　得分：

项　目	分值	实训考核指标	得分及扣分依据
报告字数 （10 分）	10	调研报告字数不少于 1 000 字	
报告内容 （60 分）	10	标注调研时间和调研单位,调研单位包括药品零售药店（单体药店和连锁药店）、药品批发企业、药品生产企业、医疗机构药学部门	
	30	对执业药师的年龄、学历层次、工作年限、专业背景、岗位职责及地位、药学服务等情况进行分析	
	10	执业药师执业中存在的问题以及解决方法与对策	
	10	调研总结与体会	
调研汇报 （20 分）	20	小组代表做 PPT 汇报	
生生互评 （10 分）	10	结合报告内容和调研汇报形式	
总　分			

监考教师：　　　　　　　　　　　　　　　考核时间：

（孙加燕）

项目三
药品不良反应报告与监测管理

　　药物作用具有两重性,既有治疗作用,又有不良反应。世界卫生组织资料显示,各国住院病人药品不良反应发生率在10%～20%,其中5%因为严重不良反应死亡。在全世界死亡人口中约有1/3的患者死于用药不当。据调查,我国不合理用药情况十分严重,占用药者的12%～32%。

　　为保障公众用药安全,加强药品的上市后监管,规范药品不良反应报告和监测,及时、有效控制药品风险,依据《中华人民共和国药品管理法》等有关法律法规,原卫生部颁布《药品不良反应报告和监测管理办法》(卫生部令第81号),自2011年7月1日起施行。办法规定:药品生产企业(包括进口药品的境外制药厂商)、药品经营企业、医疗机构应当按照规定报告所发现的药品不良反应。国家鼓励公民、法人和其他组织报告药品不良反应。作为药学专业技术人员,应充分认识药品不良反应/事件监测与报告的重要性,促进合理用药,减少和防止药品不良反应的重复发生。

学习课件

任 务 《药品不良反应/事件报告表》填写

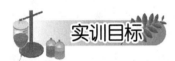

实训目标

1. 掌握《药品不良反应报告和监测管理办法》对药品不良反应/事件监测与报告的相关规定。

2. 学会填写《药品不良反应/事件报告表》。

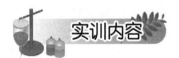

实训内容

一、实训目的

通过《药品不良反应/事件报告表》填写的模拟训练,学会填写《药品不良反应/事件报告表》,评价药品不良反应的关联性。

二、实训相关知识

(一)药品不良反应的概念

1. 药品不良反应(Adverse Drug Reaction,ADR) 根据《药品不良反应报告和监测管理办法》,排除了无意或故意的超剂量误用、药物滥用及不按规定使用药品等情况,规定药品不良反应是指合格药品在正常用法用量下出现的与用药目的无关的有害反应。

微课 3-1
药品不良反应监测

2. 药品不良事件(Adverse Drug Event,ADE) 指药物治疗过程中所发生的任何不幸的医疗卫生事件,而这种事件不一定与药物治疗有因果关系。药品不良事件不一定是药品不良反应,也可能是药品标准缺陷、药品质量问题、用药失误及药品滥用所造成的事件。药品不良事件包括的范围更大,在新药的安全评价中具有重要意义。

3. 药品群体不良事件　指同一药品在使用过程中,在相对集中的时间、区域内,对一定数量人群的身体健康或者生命安全造成损害或者威胁,需要予以紧急处置的事件。

(二)药品不良反应报告

1. 报告原则　可疑即报,报告者不需要待有关药品与不良反应的关系肯定后才上报。药品生产、经营企业和医疗机构发现或获知可疑药物的药品不良反应病例时,按要求填写《药品不良反应/事件报告表》,新的、严重的药品不良反应应当在 15 日内报告,其中死亡病例须立即报告;其他药品不良反应应当在 30 日内报告。有随访信息的,应当及时报告。

2. 报告程序　药品不良反应监测实行逐级、定期报告制度,必要时可越级上报。医疗机构上报药品不良反应的程序,一般先由医师或临床药师填写报告表,药学部门对收集的报告表进行整理、加工,再通过国家药品不良反应监测网(www.adrs.org.cn)报告;不具备在线报告条件的,应当通过纸质报表报所在地药品不良反应监测机构,由所在地药品不良反应监测机构代为在线报告。报告内容应当真实、完整、准确。

3. 报告内容　药品不良反应的报告应填写《药品不良反应/事件报告表》,由国家药品监督管理局统一印制。报告人应根据要求采集相关信息,主要内容如表 3-1。

表 3-1　药品不良反应/事件报告表

首次报告□　　　　　　跟踪报告□　　　　　　编码:_____

报告类型:新的□　严重□　一般□

报告单位类别:医疗机构□　经营企业□　生产企业□　个人□　其他□

患者姓名:	性别:男□女□	出生日期:　　年　月　日　或年龄:	民族:	体重(kg):	联系方式:
原患疾病:	医院名称:　病历号/门诊号:		既往药品不良反应/事件:有□　无□　不详□　家族药品不良反应/事件:有□　无□　不详□		
相关重要信息:吸烟史□　饮酒史□　妊娠期□　肝病史□　肾病史□　过敏史□　其他□					

药品	批准文号	商品名称	通用名称(含剂型)	生产厂家	生产批号	用法用量(次剂量、途径、日次数)	用药起止时间	用药原因
怀疑药品								
并用药品								

不良反应/事件名称:	不良反应/事件发生时间:　　年　月　日

不良反应/事件过程描述(包括症状、体征、临床检验等)及处理情况(可附页):		
不良反应/事件的结果:痊愈□　好转□　未好转□　不详□　有后遗症□ 表现:死亡□　　　直接死因:　　　　　　　　　　　死亡时间:　　年　月　日		
停药或减量后,反应/事件是否消失或减轻?　　　是□　否□　不明□　未停药或未减量□ 再次使用可疑药品后是否再次出现同样反应/事件?　是□　否□　不明□　未再使用□		
对原患疾病的影响:不明显□　病程延长□　病情加重□　导致后遗症□　导致死亡□		
关联性评价	报告人评价:　　肯定□　很可能□　可能□　可能无关□　待评价□　无法评价□ 签名: 报告单位评价:　肯定□　很可能□　可能□　可能无关□　待评价□　无法评价□ 签名:	
报告人信息	联系电话:　　　　　　职业:医生□　药师□　护士□　其他□	
	电子邮箱:　　　　　　　　　　　　　签名:	
报告单位信息	单位名称:　　　　联系人:　　电话:　　　　报告日期:　　年　月　日	
生产企业 请填写信息来源	医疗机构□　　经营企业□　　个人□　　文献报道□　　上市后研究□　　其他□	
备注		

(三)药品不良反应报告评价

负责不良反应报告评价的人员应当对收集到的药品不良反应报告和监测资料进行分析和评价,并采取有效措施减少和防止药品不良反应的重复发生。评价包括以下内容:

1. 界定　不良反应报告需对不良反应做出如下界定:

(1) 新的 ADR:是指药品说明书中未载明的不良反应。

(2) 严重 ADR:是指因服用药品引起以下损害情形之一的反应:① 引起死亡;② 致癌、致畸、致出生缺陷;③ 对生命有危险并能够导致人体永久的或显著的伤残;④ 对器官功能产生永久损伤;⑤ 导致住院或住院时间延长。

(3) 一般的 ADR:指除新的、严重的 ADR 以外的所有不良反应。

2. 不良反应因果关系评价原则　药物不良反应报告者需要对不良反应发生的因果关系进行分析研究,确定其发生是否由药物引起,还是由其他因素引起。因果分析主要根据以下五项原则:

(1) 判断用药与不良反应出现有无合理的时间关系:应详细询问患者发生不良反应前后的用药情况,确定不良反应是否在用药期间发生。

（2）明确不良反应是否符合该药已知的不良反应类型：若有过相关报道和评述，则可能有因果关系的存在。若没有，则需进行更详细的研究，确定是否属于新发生或者新发现的不良反应，并寻找发生的可能原因以及药理学基础，以便解释和确定彼此间的关系。

（3）证实不良反应消失或者减轻与停药或者减量的关系：不良反应一旦发生，可根据情况停药并且采取对症治疗措施，若在停药后症状得以缓解或者根除，则可以认为两者间可能存在因果关系。

（4）确定再次使用可疑药物是否再次出现同样的反应：若用药再次出现相同症状，停药后再次消失，以前确定的因果关系被再次证实，则可认为两者之间确实存在因果关系。若再次用药不出现相同症状，则依据现有的理论解释，如果能加以解释，可以确定与药物的使用存在因果关系，如果无法解释，则怀疑或者否定存在因果关系。

（5）解释不良反应与合用药物作用、患者病情进展、其他治疗措施的关系：通过详细询问病史和查阅病历，寻找是否存在影响或者干扰该种因果关系的其他因素，如饮食因素、环境因素等。

3. 评价不良反应关联性　评价药物不良反应的发生是否与所用的药物有关，是确定药物不良反应的重要环节。依据分析不良反应因果关系的五项原则，将关联性评价分为肯定、很可能、可能、可能无关、待评价、无法评价 6 级，如表 3－2。报告者应将评价结果填入《药品不良反应/事件报告表》中。

表 3－2　药物不良反应关联性评价分级标准

等级	原则 1	原则 2	原则 3	原则 4	原则 5
肯定	＋	＋	＋	＋	－
很可能	＋	＋	＋	？	－
可能	＋	＋	±	？	±
可能无关	＋	－	±	？	±
待评价	需要补充材料才能评价				
无法评价	评价的必需资料无法获得				

注：＋表示肯定；－表示否定；±表示难以肯定或否定；？表示不明。

4. 报告处置　所有的报告将会录入数据库，专业人员会分析药品和不良反应/事件之间的关系。根据药品风险的普遍性或者严重程度，决定是否需要采取相关措施，如在药品说明书中加入警示信息，更新药品如何安全使用的信息等。在极少数情况下，当认为药品的风险大于效益时，药品也会撤市。

三、实训所需

1. 专业资料　《药品不良反应报告和监测管理办法》。
2. 实训场所　模拟医院临床药学室。

3. 记录工具　计算机、打印机和《药品不良反应/事件报告表》等。

四、实训要点

(一) 实训安排

1. 班级分组　每组 4～5 人,分别轮换完成以下任务。

2. 实训步骤

(1) 模拟调查:每组同学选取一例药品不良反应/事件案例,一名扮演患者,一名扮演药师,对药品不良反应/事件情况进行模拟调查,记录基本情况,包括患者一般情况、用药情况,药品不良反应/事件具体表现、处理及患者预后。

案例 1:患者,男性,67 岁,因心绞痛入院,诊断为冠心病,使用单硝酸异山梨酯注射液 20 mg＋5％GS250 ml 静滴,每日 1 次,用药 6 小时后,患者起床站立时出现晕厥,此时测血压 75/50 mmHg,立即平卧 2～3 分钟自行清醒,停用该药,患者未再出现以上症状。

案例 2:患者,女性,25 岁,因肺部感染使用注射用头孢曲松钠 1 g＋5％GS100 ml 静滴,每日 1 次,用药约 10 分钟后,出现胸闷、头晕,观察患者口唇发绀,面色苍白,意识恍惚,测血压 70/40 mmHg。立即停药并给予吸氧,皮下注射肾上腺素 1 mg,静脉推注地塞米松注射液 10 mg,约 15 分钟后,上述症状缓解,测血压 110/70 mmHg,留院观察。

案例 3:患者,男性,50 岁,因败血症于 2016 年 7 月 4 日使用注射用盐酸万古霉素 1 g＋0.9％NS250 ml 静滴,每日 2 次。患者用药前肾功能及尿量均正常。7 月 5 日患者尿量明显减少,300 ml/日。急查肾功能,肌酐 476 μmol/L,尿素氮 22.4 mmol/L。立即停用万古霉素。停药后患者尿量逐渐增多,至 7 月 10 日尿量恢复正常。7 月 11 日复查肾功能,肌酐 128 μmol/L,尿素氮 6.9 mmol/L。

(2) 分析调查结果:每组同学针对药品不良反应/事件的调查结果,分析讨论,准确完整填写《药品不良反应/事件报告表》。

(3) 实训考核:《药品不良反应/事件报告表》填写实训考核见表 3 - 3。

(二) 实训注意

1. 尽可能详细地填写报告表中所要求的项目。有些内容确实无法获得时,可填写"不详"。

2. 在上报不良反应报告时,注意区分一般的、新的和严重的不良反应概念,避免出现病例报告分类错误。

3. 不良反应名称应使用规范的不良反应诊断名称填写。尽量填写能够检索到的、规范的名称(即在 WHO 药品不良反应术语集中所收录的名称)。

4. 不良反应过程描述应包括:事件(不良反应)的发生、发展的大体完整过程,即不良反应表现、动态变化、持续时间、相关治疗和有关的实验室辅助检查结果。

5. 明确不良反应的结果,包括治愈、好转、有后遗症、死亡等。

6. 药品不良反应关联性评价结果分为 6 级,是根据不良反应分析的五项原则作出的判断。

（三）实训流程

《药品不良反应/事件报告表》填写实训流程如图3-1所示。

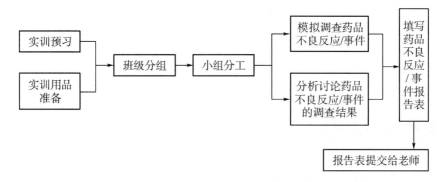

图3-1　药品不良反应/事件报告表填写实训流程图

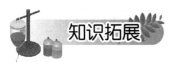

世界卫生组织（WHO）对药品不良反应的分类

世界卫生组织（WHO）将药品不良反应分为A、B和C三个类型。

1. A型不良反应　与药物的药理作用密切相关，与剂量相关，具有可预测性，停药或减量后可减轻或消失，包括副作用、毒性反应、继发反应、后遗效应等，发生率高但死亡率低。

2. B型不良反应　与药物药理作用无关而与患者的特异体质有关，与剂量无关，难预测，常规的毒理学筛选难发现，包括变态反应、特异质反应，发生率低但死亡率高。

3. C型不良反应　背景发生率高，长期用药后出现，潜伏期长，药品和不良反应没有明确的时间关系，用药史复杂，主要包括致畸、致癌。

1. 填写《药品不良反应/事件报告表》应注意哪些问题？

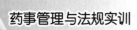

2. 如何进行药品不良反应关联性评价?

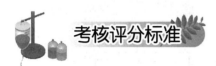考核评分标准

表3－3 《药品不良反应/事件报告表》填写实训考核评分表

班级： 姓名： 学号： 得分：

项　目	分值	操作实施要点	得分及扣分依据
药品不良反应调查程序(40分)	20	模拟调查	
	20	基本情况记录	
填写《药品不良反应/事件报告表》(60分)	20	报告表填写完整	
	20	过程描述详尽	
	20	关联性评价	
总分			

监考教师： 考核时间：

（蔡聪艺）

项目四
药品注册管理

  2020 年 7 月 1 日,我国新修订的《药品注册管理办法》正式施行,药品注册管理日益向法制化、国际化、科学化迈进,这将有利于促进技术创新和药品质量进一步提升。广义的药品注册管理不仅涵盖国家药品监督管理局负责的药物临床试验许可、进口药品上市许可、国产药品上市许可、上市许可变更管理,还包括省级药品监督管理部门负责的药品再注册、上市许可变更管理以及医疗机构制剂配制许可等。

  医疗机构配制制剂,是对临床需要而市场上没有供应的药品的补充,必须按照国务院药品监督管理部门的规定报送有关资料和样品,经所在地省级药品监督管理部门批准,并发给制剂批准文号后,方可配制。医疗机构应用传统工艺配制中药制剂,实施备案管理,无须许可审批,不需要取得医疗机构制剂批准文号,有利于弘扬中医药文化,坚定文化自信。本项目的实训任务将以医疗机构制剂申报表格的填写、申报资料的准备等模拟训练使同学们初步了解和熟悉药品注册申报程序与合规要求。

学习课件

任 务 药品注册申报

实训目标

1. 掌握医疗机构制剂申报资料要求,熟悉申报审批程序。
2. 学会填写医疗机构制剂注册申请表。
3. 了解医疗机构制剂注册合规要求。

实训内容

一、实训目的

以医疗机构制剂申报为例,通过对医疗机构制剂申报及审批程序的学习,掌握医疗机构制剂申报资料要求,熟悉药品注册申报审批程序,从而加深理解医疗机构制剂注册合规要求。

二、实训相关知识

(一)医疗机构制剂概念与监管要求

1. 医疗机构制剂 是指医疗机构根据本单位临床需要经批准而配制、自用的固定处方制剂。医疗机构配制的制剂,应当是市场上没有供应的品种。医疗机构制剂只能在本医疗机构内凭执业医师或者执业助理医师的处方使用,并与《医疗机构执业许可证》所载明的诊疗范围一致。

2. 医疗机构配制制剂 必须按照国务院药品监督管理部门的规定报送有关资料和样品,经所在省、自治区、直辖市人民政府药品监督管理部门批准,并发给制剂批准文号后,方可配制。

3. 医疗机构制剂的申请人 应当是持有《医疗机构执业许可证》并取得《医疗机构制剂许可证》的医疗机构。未取得《医疗机构制剂许可证》或者《医疗机构制剂许可证》无相应制剂剂型的"医院"类别的医疗机构可以申请医疗机构中药制剂,但是必须同时提出委托配制制剂的申请。接受委托配制的单位应当是取得《医疗机构制剂许可证》的医疗机构或者取得《药品生产质量管理规范》认证证书的药品生产企业。委托配制的制剂剂型应当与受托方持有的《医疗机构制剂许可证》或者《药品生产许可证》所载明的范围一致。

医疗机构配制的制剂不得在市场上销售或者变相销售,不得发布医疗机构制剂广告。发生灾情、疫情、突发事件或者临床急需而市场没有供应时,经国务院或者省、自治区、直辖市人民政府的药品监督管理部门批准,在规定期限内,医疗机构配制的制剂可以在指定的医疗机构之间调剂使用。国务院药品监督管理部门规定的特殊制剂的调剂使用以及省、自治区、直辖市之间医疗机构制剂的调剂使用,必须经国务院药品监督管理部门批准。

(二)医疗机构制剂注册管理机构

国家药品监督管理局负责全国医疗机构制剂的监督管理工作。省、自治区、直辖市药品监督管理部门负责本辖区医疗机构制剂的审批和监督管理工作。

(三)医疗机构制剂注册申报资料

医疗机构制剂注册申报资料及说明见表4-1。

表4-1 医疗机构制剂注册申报资料项目及说明

申报资料项目	说明
1. 制剂名称及命名依据	
2. 立题目的以及该品种的市场供应情况	
3. 证明性文件	包括:(1)《医疗机构执业许可证》复印件、《医疗机构制剂许可证》复印件;(2)医疗机构制剂或者使用的处方、工艺等的专利情况及其权属状态说明,以及对他人的专利不构成侵权的保证书;(3)提供化学原料药的合法来源证明文件,包括:原料药的批准证明性文件、销售发票、检验报告书、药品标准等资料复印件;(4)直接接触制剂的包装材料和容器的注册证书复印件;(5)《医疗机构制剂临床研究批件》复印件
4. 标签及说明书设计样稿	
5. 处方组成、来源、理论依据以及使用背景情况	中药制剂的功能主治的表述必须使用中医术语、中医病名
6. 配制工艺的研究资料及文献资料	
7. 质量研究的试验资料及文献资料	
8. 制剂的质量标准草案及起草说明	
9. 制剂的稳定性试验资料	
10. 样品的自检报告书	样品的自检报告书,是指由医疗机构对制剂进行检验并出具的检验报告书。报送临床研究前资料时应提供连续3批样品的自检报告。未取得《医疗机构制剂许可证》或《医疗机构制剂许可证》》无相应制剂剂型的"医院"类别的医疗机构申请医疗机构中药制剂者,应当提供受委托配制单位出具的连续3批制剂样品的自检报告

申报资料项目	说明
11. 辅料的来源及质量标准	
12. 直接接触制剂的包装材料和容器的选择依据及质量标准	
13. 主要药效学试验资料及文献资料	申请配制的化学制剂属已有同品种获得制剂批准文号的,或根据中医药理论组方,利用传统工艺配制且该处方在本医疗机构具有 5 年以上(含 5 年)使用历史的中药制剂,可免报资料项 13~17
14. 急性毒性试验资料及文献资料	
15. 长期毒性试验资料及文献资料	
16. 临床研究方案	临床前申报资料项目为 1~16 项
17. 临床研究总结	报送临床研究总结资料,应同时报送按复核后的质量标准所作的连续 3 批自检报告书。

其他说明:

(1) 医疗机构制剂注册类似于药品注册,分为临床研究申请及制剂配制许可申请两个阶段。临床前研究结束后,需提交 1~16 项申报资料进行申报;而临床研究结束后,则需提交临床研究总结资料。

(2) 申报资料须打印,A4 纸张,一式三份。

(3) 报送的资料应当真实、完整、规范。

(4) 申请制剂所用的化学原料药及实施批准文号管理的中药材、中药饮片必须具有药品批准文号,并符合法定的药品标准。

(5) 申请人应当对其申请注册的制剂或者使用的处方、工艺、用途等,提供申请人或者他人在中国的专利及其权属状态说明;他人在中国存在专利的,申请人应当提交对他人的专利不构成侵权的声明。

(6) 医疗机构制剂的名称,应当按照国家药品监督管理局颁布的药品命名原则命名,不得使用商品名称。

(7) 医疗机构配制制剂使用的辅料和直接接触制剂的包装材料、容器等,应当符合国家药品监督管理局有关辅料、直接接触药品的包装材料和容器的管理规定。

(8) 医疗机构制剂的说明书和包装标签由省、自治区、直辖市药品监督管理部门根据申请人申报的资料,在批准制剂申请时一并予以核准。医疗机构制剂的说明书和包装标签应当按照国家药品监督管理局有关药品说明书和包装标签的管理规定印制,其文字、图案不得超出核准的内容,并需标注"本制剂仅限本医疗机构使用"字样。

(四) 医疗机构制剂注册申请表

医疗机构制剂注册申报时,申请人还需填写《医疗机构制剂注册申请表》(见表 4-2),与注册材料一起报送。

表4－2　医疗机构制剂注册申请表

受 理 号:＿＿＿＿＿＿＿＿＿

受理日期:＿＿＿＿＿＿＿＿＿

医疗机构制剂注册申请表

制剂名称:＿＿＿＿＿＿＿＿＿

申 请 人:＿＿＿＿＿＿＿＿＿　　（公章）

国家药品监督管理局制

制剂名称	通用名称					
	汉语拼音					
制剂类别		剂 型		规 格		是否委托配制	
处 方 （包括所 用辅料）						
配制工艺 （包括所 用辅料）						
适应症 或者 功能主治						
用法用量						
申请人	单位名称					
	《医疗机构制剂许可证》编号					
	制剂配制地址					
	联系人		（签字）	电话		
委托配制	制剂配制 单位名称			《医疗机构制剂许可证》 （或《药品生产质量管理 规范》认证证书）编号		
	制剂配制地址			制剂配制单位法人代表		（签字及公章）
	联系人		（签字）			
稳定性试 验研究项 目及结论						
主要药效 学研究项 目及结论						
毒理研究 项目及结论						
药事管理 委员会审 查意见				（签字）： 年　　月　　日		

续表 4 - 2

所附资料项目	1□　2□　3□　4□　5□　6□　7□　8□　9□　10□　11□　12□　13□　14□　15□ 16□　17□
声明	我们保证:① 本申请遵守《中华人民共和国药品管理法》、《中华人民共和国药品管理法实施条例》和《医疗机构制剂注册管理办法》等法律、法规和规章的规定;② 申请表内容及所提交资料、样品均真实,来源合法,未侵犯他人的权益,其中试验研究的方法和数据均为本药品所采用的方法和由本药品得到的试验数据;③ 如有不实之处,我们承担由此导致的一切法律后果。 　　　　　申请人: 　　　　　　　法人代表(签字): 　　　　　　　日期:　　　　年　　　月　　　日　　(公章)

填表说明:

1. 申请人名称应当与《医疗机构执业许可证》中载明的名称一致。
2. 填表应当使用中文简体字,必要的英文除外。文字陈述应简明、准确。
3. 制剂类别:应注明化学药品、中药或生物制品。
4. 辅料:对处方使用的每种辅料均应填写,包括着色剂、防腐剂、香料、矫味剂等。处方量按1 000 制剂单位计算。
5. 委托配制:未取得《医疗机构制剂许可证》或《医疗机构制剂许可证》无相应制剂剂型的"医院"类别的医疗机构申请医疗机构中药制剂,应当填写表中相关内容。
6. 本表须打印,A4 纸张,一式三份。

(五) 医疗机构制剂注册流程

医疗机构制剂注册流程具体见图 4 - 1 所示。

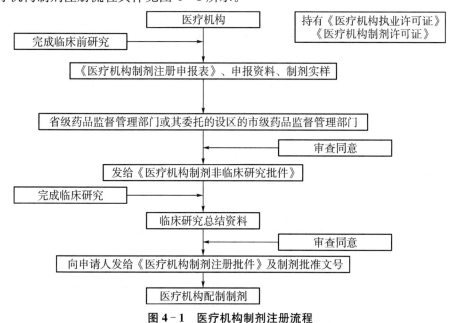

图 4 - 1　医疗机构制剂注册流程

三、实训所需

1. 专业资料　《医疗机构制剂注册管理办法》。
2. 网络资源　国家药品监督管理局、省药品监督管理部门网站。
3. 实训设备　计算机、打印机等。

四、实训要点

（一）实训安排

1. 班级分组　每小组 5 人左右，小组成员分工合作。
2. 查阅资料　充分利用专业图书、期刊、网络等资源查阅资料。
3. 填写申报表　要求每小组两周内完成一份《医疗机构制剂注册申请表》，并提交老师。
4. 实训考核　医疗机构制剂注册申请表填写，实训考核参考表 4－3。

（二）实训注意

1. 熟悉医疗机构制剂注册申报资料、程序与合规要求。
2. 重点掌握《医疗机构制剂注册申请表》中内容填写要求。

（三）实训流程

药品注册申报实训流程如图 4－2 所示。

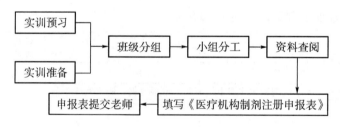

图 4－2　药品注册申报实训流程图

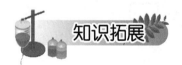 **知识拓展**

医疗机构应用传统工艺配制中药制剂实施备案管理

应用传统工艺配制中药制剂备案，是指医疗机构按照法定程序、条件和要求，将表明传统中药制剂的必要性、安全性、有效性、质量可控性等材料提交药品监督管理部门进行存档、公开、备查的过程。

传统中药制剂包括：（1）由中药饮片经粉碎或仅经水或油提取制成的固体（丸剂、散剂、丹剂、锭剂等）、半固体（膏滋、膏药等）和液体（汤剂等）传统剂型；（2）由中药饮片经水提取制成的颗粒剂以及由中药饮片经粉碎后制成的胶囊剂;(3) 由中药饮片用传统方法提取制成的酒剂、酊剂。

医疗机构应当通过所在地省级药品监督管理部门备案信息平台填写《医疗机构应用传统工艺配制中药制剂备案表》,并填报完整备案资料。医疗机构应当对资料真实性、完整性和规范性负责,并将《医疗机构应用传统工艺配制中药制剂备案表》原件报送所在地省级药品监督管理部门。

传统中药制剂备案号格式为:X 药制备字 Z+4 位年号+4 位顺序号+3 位变更顺序号(首次备案 3 位变更顺序号为 000)。X 为省份简称。

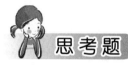

1. 医疗机构制剂申报涉及哪些资料项目?

2. 医疗机构制剂监管要求与药品生产企业生产的药品有哪些异同?

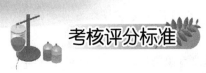考核评分标准

表 4-3 药品注册申报实训考核评分表

班级：　　　　　　姓名：　　　　　　学号：　　　　　　得分：

项　目	分值	实训考核指标	得分及扣分依据
申请事项 （30 分）	10	填写正确合理	
	10	填写内容完整	
	10	文字排版美观	
医疗机构 制剂情况 （60 分）	5	制剂名称合规	
	5	制剂类别合理	
	10	包装设计合规	
	10	处方、原辅料填写完整	
	10	配制工艺合理	
	10	适应症或功能主治正确	
	10	其他项目填写恰当	
生生互评 （10 分）	10	医疗机构注册申请表填写综合得分	
总　分			

监考教师：　　　　　　　　　　　　　　　考核时间：

（万仁甫）

项目五
药品生产管理

　　药品生产是指将药物原料加工制备成能供临床使用的各种剂型药品的过程。包含了物料的采购、原辅料的加工、质量控制、审核放行、贮存、发运及相关控制等一系列活动。从事药品生产活动,应当依法取得《药品生产许可证》,严格遵守《药品生产质量管理规范》(GMP)。

　　GMP是确保药品质量的有效手段,是企业发展的必由之路,实施GMP是企业形象的重要象征,企业通过GMP认证是医药产品进入国际市场的先决条件,有助于把控药品风险,提升药品质量。药品生产管理是对药品质量风险的管控,包括对药品生产阶段操作流程的规范化,对药品上市阶段的药品质量追溯与警戒,其目的是最大限度地保障药品质量安全。2020年7月1日,由我国市场监督管理总局发布新修订的《药品生产监督管理办法》正式实行,该办法明确了各方责任划分,加大了药品生产过程中违法行为的惩处力度,反映了国家对药品生产规范的重视,参观符合GMP药品生产车间实训有助于培养科学严谨、遵纪守法、爱岗敬业的精神,提高"知法、懂法、守法"的法治意识。

学习课件

任 务 参观符合 GMP 的药品生产车间

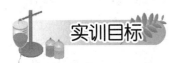

实训目标

1. 掌握《药品生产质量管理规范》(GMP)对厂房和设施的要求。
2. 了解《药品生产质量管理规范》(GMP)生产车间操作流程。

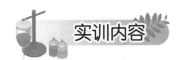

实训内容

一、实训目的

药品生产企业的厂房、设施等硬件条件是实施 GMP 的基础条件,也是保证药品质量的先决条件。通过参观符合 GMP 药品生产车间实训,使学生掌握 GMP 对厂区工艺布局和洁净室的要求,树立 GMP 观念,为今后从事药品生产与管理工作打下思想和理论基础。

二、实训相关知识

(一) GMP

GMP 是《药品生产质量管理规范》(Good Manufacture Practice,GMP)的英文缩写,是对企业生产过程的合理性、生产设备的适用性和生产操作的精确性、规范性提出强制性要求。GMP 是药品生产和质量管理的基本准则,是药品生产企业必须达到的最基本的条件,适用于药品制剂生产的全过程和原料药生产中影响成品质量的关键工序。其目的是为了最大限度地避免药品生产过程中的污染和交叉污染,降低各种差错的发生,以提高药品质量,保障人民用药安全有效。

药品质量至关重要,药品质量形成于生产过程,且药品的质量检验具有破坏性,实现药品在生产过程中的质量控制与保证的关键在于有效的预防。因此,在药品生产过程中,严格实施

GMP才能有效控制可能影响药品质量的因素,保证所生产的药品不混杂、无污染、均匀一致,再经取样检验分析合格,这样的药品其质量才有真正、切实的保证。

2011年3月1日实施的《药品生产质量管理规范》参照了世界卫生组织,以及美国、欧洲等发达国家的GMP内容,使我国GMP内容更加科学合理、系统性强,初步引入QA(品质保证)、QC(质量控制)等管理思路并增加了验证内容。特别是增加了对科学管理的要求,软件部分条款增加,软件内容所占比例增大。条理更加清晰,更便于操作。同时突出了验证工作在药品生产和质量管理中的重要意义。GMP要求硬件方面符合要求的环境、厂房、设备;在软件方面要有可靠的生产工艺、严格的制度、完善的验证管理。这就既要求使用于药品生产的设施与设备达到极高的卫生标准,同时也要求操作工人必须认真按照相关制度执行。

(二)洁净和卫生要求

GMP对洁净室(区)的要求极高,并明文规定洁净室(区)内表面应平整光滑,墙壁与地面的交界处应成弧形或采取其他措施,以减少积聚和便于清洁;内表面无裂缝、接口严密、无颗粒物脱落、耐受清洁和消毒;各种管道、灯具、风口以及其他公共设施易于清洁,见图5-1。洁净室(区)要求有足够的照明,并应有应急照明设施。进入洁净室(区)的空气必须净化,并根据生产要求划分空气的洁净级别。

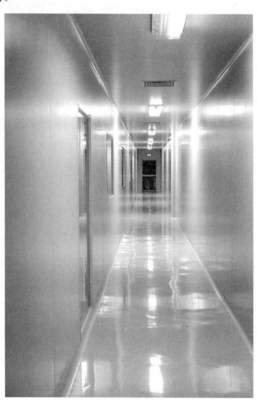

图5-1　清洁明亮的洁净过道

GMP 对于生产卫生的要求也非常严格和细致。建立防止污染的卫生设施,制定各项卫生管理制度,并由专人负责。生产区不得存放非生产物品和个人杂物,生产中的废弃物应及时处理。工作服的材料、式样、穿戴方式必须符合要求;不同空气级别使用的工作服应分别清洗、整理,必要时消毒或灭菌,洁净室应限于该生产操作人员和经批准的人员进入,人员数量应严格控制;进入洁净室的人员不得化妆和佩戴饰物,洁净室内操作人员不得裸手操作。洁净室应使用一种以上的消毒方式,定期轮换消毒。药品生产人员应有健康档案,直接接触药品的生产人员每年至少体检一次,患有传染病、皮肤病以及皮肤有伤口者不得进入生产区进行操作或进行质量检验。

(三)厂房设施与设备

《药品生产质量管理规范》对药品生产厂房、生产区、仓储区、质量控制区及生产设备均作出具体规定。

1. 厂房设施　① 厂房的选址、设计、布局、建造、改造和维护必须符合药品生产要求,应当能够最大限度地避免污染、交叉污染、混淆和差错,便于清洁、操作和维护;② 应当根据厂房及生产防护措施综合考虑选址,厂房所处的环境应当能够最大限度地降低物料或产品遭受污染的风险;③ 企业应当有整洁的生产环境,厂区的地面、路面及运输等不应当对药品的生产造成污染;④ 生产、行政、生活和辅助区的总体布局应当合理,不得互相妨碍;厂区和厂房内的人、物流走向应当合理;⑤ 应当对厂房进行适当维护,并确保维修活动不影响药品的质量;⑥ 应当按照详细的书面操作规程对厂房进行清洁或必要的消毒;⑦ 厂房应当有适当的照明、温度、湿度和通风,确保生产和贮存的产品质量以及相关设备性能不会直接或间接地受到影响;⑧ 厂房、设施的设计和安装应当能够有效防止昆虫或其他动物进入。应当采取必要的措施,避免所使用的灭鼠药、杀虫剂、烟熏剂等对设备、物料、产品造成污染;⑨ 应当采取适当措施,防止未经批准人员的进入。生产、贮存和质量控制区不应当作为非本区工作人员的直接通道;⑩ 应当保存厂房、公用设施、固定管道建造或改造后的竣工图纸。人员进出一般生产区和洁净区操作规程见图 5 - 2。

2. 生产设备　GMP 要求生产、检验设备均有使用记录,并由专人管理。这就要求药品生产企业必须建立设备管理档案,定期对设备进行保养、维修、清洗及计量检定,并为其设置明显的状态标志。设备管理档案的要求:药品生产企业必须对企业内全部的设备、仪器仪表、衡器进行登记。对固定资产的设备建卡并建立设备档案。设备保养、维修和清洗的要求:药品生产企业应制定设备保养、检修的规程,并制定相应计划,以确保设备始终处于正常运行状态。生产设备的状态标志,即对运行的设备应标明正在加工何种物料;对停运的设备应标明其性能状态能否使用、待修或维修;对已报废的设备,应从生产线上清除。

人员进出药品生产企业操作规程

1、人员进出一般生产区操作规程

1.1 人员进入一般生产区

1.1.1 一般生产区人员进入车间门厅或者换鞋间后，先将携带的雨具等存放在雨具架上，至门厅管理员处填写《进出生产区登记表》（姓名和进入生产区时间等信息，上班及下班人员进出信息以考勤数据为依据，双腿向外坐于鞋柜上，脱去私衣放入外侧个人鞋柜内，再转身向内，从内侧个人鞋柜取出一般区工作鞋好进入总更衣间；

1.1.2 在总更衣间内，到个人衣柜前打开柜门，脱去私衣，将随身私人物品（手机、手表和佩带的各种饰物如戒指、手链、项链、耳环等）和私衣放在衣柜上层中（手机亦可存入手机暂存柜中），再从衣柜的下层中取出一般区工作服，自上而下依次穿戴好工作服（帽子、上衣和裤子），锁好柜门进入洗手间；

1.1.3 在洗手池处先用饮用水使双手充分淋洗，然后按压出适量洗手液于手掌中，按洗手图示法两手交互搓洗1分钟，洗至手腕上5厘米处，特别是指缝、指甲缝、手背、掌纹处应加强搓洗。用流动的饮用水搓洗双手，直到无滑腻感为止；

1.1.4 双手放在干手器出风口正下方适当高度，干手器自动启动送出热风，烘干双手后进入各操作间；

1.1.5 公司内其他部门在门厅管理员处填写《非生产区人员进入生产区登记表》后将随身私人物品（手机、手表和佩带的各种饰物，如戒指、手链、项链、耳环等）存放于门厅管理员处，领取鞋套，双腿向外坐于鞋柜上，将鞋套套在私鞋外面进入总更衣间。从备用衣柜内取出白色工作帽和白色工作服，依次穿戴好工作帽和白色工作服，按1.1.3洗手后方可进入一般生产区；

1.1.6 检查、参观人员进入生产区需由生产部管理人员将已审批《来访者进入生产审批表》交由门厅管理员，取鞋套，双腿向外坐于鞋柜上，将鞋套套在私鞋外面进入总更衣间。由车间安排专人对其进行洗手、更衣事项的培训后从备用衣柜内取出白色工作服，依次穿戴好工作帽和白色工作服，按1.1.3洗手后方可和车间陪同人员一同进入一般生产区。

1.2 人员出一般生产区

1.2.1 人员在总更衣间内脱去工作服（裤子、上衣、帽子），整理好工作服并放入衣柜内下层中。取出私人物品，穿好私衣，至门厅或者换鞋间换鞋；

1.2.2 双腿向内坐于鞋柜上，脱去工作鞋，放入内侧鞋柜内，再转身向外，从外侧鞋柜取出私鞋穿好。至门厅管理员处填写《进出生产区登记表》（离开生产区时间）即可离开车间。

1.2.3 公司内其他部门或检查、参观人员在总更衣间脱去工作帽、白色工作服，并放入备用衣柜内。至门厅管理员处取回寄存私人物品，将鞋套取下放入废弃物桶内，填写《非生产区人员进入生产区登记表》（离开生产区时间）即可离开车间。

2、人员进出洁净区操作规程

2.1 人员进入洁净区

2.1.1 洁净区人员进入车间门厅或者换鞋间后，先将携带的雨具等存放在雨具架上，双腿向外坐于鞋柜上，将私鞋脱去放入外侧鞋柜内，再转身向内，从内侧鞋柜取出工作鞋好进入总更衣间；

2.1.2 在总更衣间内，到个人衣柜前打开柜门，脱去私衣，将随身私人物品（手机、手表和佩带的各种饰物如戒指、手链、项链、耳环等）和私衣放在衣柜上层，再从衣柜的下层中取出白色工作服，依次穿好白色工作服，锁好柜门，从墙上挂钩上取下各自固定编号的内帽，戴好（全部头发包裹好）进入更衣间；

2.1.3 在洗手池处先用饮用水使双手充分淋洗，然后按压出适量洗手液于手掌中，按洗手图示法两手交互搓洗1分钟，洗至手腕上5厘米处，特别是指缝、指甲缝、手背、掌纹处应加强搓洗。用流动的饮用水搓洗双手，直到无滑腻感为止;2.1.4若脸上有化妆品，则应同时洗去化妆品；

2.1.5 双手放在干手器正下方适当高度，干手器自动吹出热风，烘干双手后，走到洁净区更鞋间门前；

2.1.6 填写《进出洁净区时间登记表》（姓名及进入洁净区时间），并在"洁净区人员进出登记一览表"上找到自己的名字，将"棋子"由"出"推至"进"位置，在指纹机上按指纹确认，门禁系统自动打开，开门进入更衣间后关好打。注：检查人员在"洁净区人员进出登记一览表"上"检查人员"一栏，将"棋子"由"出"推至"进"位置，由经授权的陪同人员在指纹机上按手印确认，进入更鞋间；

2.1.7 在更鞋间内，双腿向外坐于鞋柜上，将工作鞋脱去，放入外侧鞋柜内，再转身向内，从内侧鞋柜取出一更拖鞋穿好；没有鞋柜的在一更鞋架上取下一更拖鞋，脱下工作鞋，穿上一更拖鞋，将工作鞋放在更鞋架上（注意整个换鞋过程中，不要越过地面的警戒线）进入洗手房间；

2.1.8 在洗手房间内，脱去白色工作服，放入衣柜内，在洗手池处用流动的纯化水洗净双手，在干手器下将双手烘干进入更衣间；

2.1.9 在D级更衣间内，找到各自固定编号的洁净服存放袋，从袋中取出蓝色洁净服（QA人员为黄色洁净服）穿上，系紧洁净帽的带子，束紧领口，口罩系在洁净帽外。整个更衣过程应按更衣图示法进行穿戴。并对镜检查，应将口、鼻包裹好，不得外露头发、鼻子；

2.1.10 在C级更衣间内，双腿向外坐于鞋柜上，将一更拖鞋脱去，放入外侧鞋柜内，再转身向内，从内侧鞋柜取出二更拖鞋穿好。没有鞋柜的在二更鞋架上取下二更拖鞋，脱下一更拖鞋，穿上二更拖鞋，将一更拖鞋放在更鞋架上（注意整个换鞋过程中，不要越过地面的警戒线）。找到各自固定编号的洁净服存放袋，从袋中取出白色洁净服、(QA人员为黄色洁净服)穿上，系紧洁净帽的带子，束紧领口，口罩系在洁净帽外。整个更衣过程应按更衣图示法进行穿戴。并对镜检查，应将口、鼻包裹好，不得外露头发、鼻子；

2.1.11 进入手消毒间，在手消毒器下将双手裸露部分用75%乙醇溶液喷洒均匀，晾干后进入各操作间；

2.1.12 直接接触产品内包材的操作人员手消毒后从密闭的容器内取出已清洗、消毒好的乳胶手套戴上，戴乳胶手套时，应将洁净服的袖口束在乳胶手套里面，然后在手消毒器下对乳胶手套表面用75%乙醇溶液喷洒均匀。晾干后进入各操作间。

2.2 人员数量控制人员进入洁净室总人数不得超出定员人数，洁净区内所有功能间应做到随手关门。

2.3 人员出洁净区

2.3.1 人员进入更衣间，脱下口罩、洁净服整理好放入洁净服存放袋中；下班后脱下洁净服、口罩放入洁净服存放袋中，再放入待清洗的洁净服存放桶中；

2.3.2 C级洁净区人员双腿向内坐于更鞋柜上，脱去二更拖鞋并整齐放入内侧鞋柜内，再转身向外，自外侧鞋柜取出一更拖鞋穿上进入洗手房间；没有鞋柜的在一更鞋架上取下一更拖鞋，脱下二更拖鞋，将二更拖鞋放在更鞋架上。

2.3.3 在洗手房间内，C级和D级洁净区人员从衣柜内取出白色工作服穿好，进入更鞋间；

2.3.4 双腿向内坐于更鞋柜上，脱去一更拖鞋并整齐放入内侧鞋柜内，再转身向外，自外侧鞋柜取出工作鞋穿上；没有鞋柜的在更鞋架上取下工作鞋，脱下一更拖鞋，穿上工作鞋，将一更拖鞋放在一更鞋架上。按下门禁系统开关，门禁系统自动打开，开门后关好门，填写《进出洁净区时间登记表》（离开生产区时间)，在"洁净区人员进出登记一览表"上找到自己的名字，将"棋子"由"进"推至"出"位置，进入总更衣间；

2.3.5 在总更衣间内，脱下白色工作服、内帽整理好放入衣柜的下层中；下班人员脱下白色工作服、内帽分别放入待清洗的存放桶中，取出私人物品，将外套穿好，至门厅或者换鞋间换鞋；

2.3.6 双腿向内坐于鞋柜上，脱去工作鞋，放入内侧鞋柜内，再转身向外，从外侧鞋柜取出私鞋穿好，经门厅出车间。

图5‑2　人员进出一般生产区和洁净区操作规程

部分生产设备如图示:图5-3为工艺用水生产设备;图5-4、图5-5分别为灭菌操作用的消毒柜和空气净化设备;图5-6为生物药物的发酵生产设备、图5-7为生物药品分离纯化操作设备;图5-8、图5-9分别为药物制剂的分装设备。

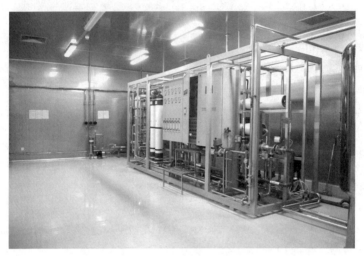

图5-3 纯化水发生器

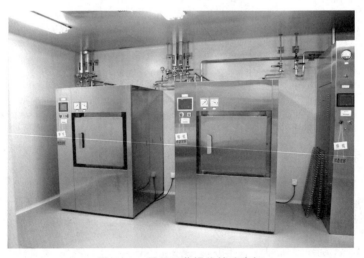

图5-4 用于灭菌操作的消毒柜

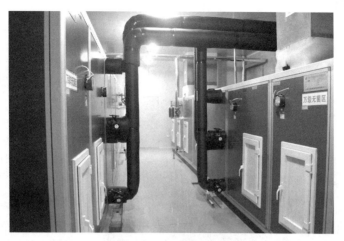

图 5-5 空气净化设备

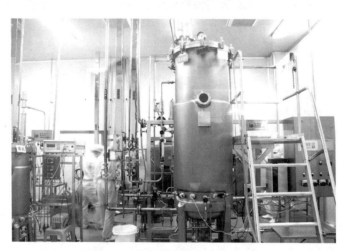

图 5-6 生物药物的发酵生产设备

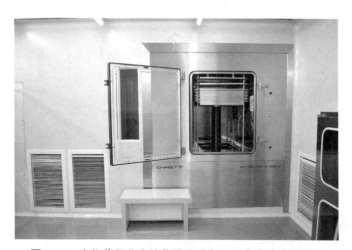

图 5-7 生物药品分离纯化操作设备——真空冷冻干燥机

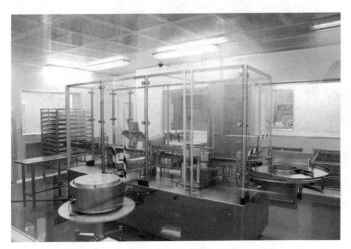

图 5-8　GMP 车间中的药物分装设备

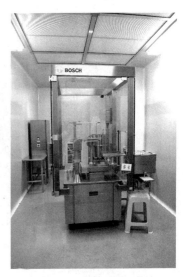

图 5-9　GMP 车间中的
注射剂分装设备

三、实训所需

1. 专业资料　《药品生产质量管理规范》。
2. 实训场所　符合 GMP 药品生产车间。
3. 实训用具　符合卫生要求的工作服及计算机、打印机和相机等物品。

四、实训要点

（一）实训安排

1. 实地参观　在参观单位工作人员的带领下,有秩序、有目的地进行参观学习。

2. 绘制图表　参观结束后,每位同学独立绘制出所参观车间布置图和一种产品的生产流程图。

3. 撰写报告　每人撰写 1 份实训报告,注明参观时间和地点,陈述参观车间对 GMP 做了哪些硬件和软件的要求,报告不少于 1 000 字。

4. 实训考核　GMP 药品生产车间实训考核见表 5-1。

（二）实训注意

1. 参观前认真复习 GMP 中关于厂房与设施的相关内容。
2. 参观前对学生进行 GMP 相关要求和安全教育。
3. 参观期间遵守参观单位的具体安排和要求。

（三）实训流程

参观 GMP 药品生产车间实训流程如图 5-10 所示。

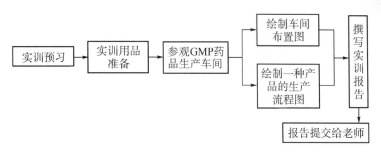

图 5－10　参观 GMP 药品生产车间实训流程图

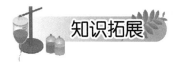

我国 GMP 发展历程

GMP 起源于国外,它是由重大的药物灾难"反应停"事件作为催生剂而诞生的。1963 年,美国颁布了世界上第一部 GMP。我国于 1988 年国家卫生部颁布了第一部 GMP,1992 年国家卫生部颁布了 1992 年修订版,1998 年原国家食品药品监督管理局重新颁布了《药品生产质量管理规范》(1998 年修订),并决定自 1999 年 8 月 1 日起施行。现行 GMP 于 2010 年 10 月 19 日经原卫生部部务会议审议通过,2011 年 1 月 17 日予以发布,自 2011 年 3 月 1 日起施行。

现行的《药品生产质量管理规范》(2010 年版)包括总则、质量管理、机构与人员、厂房与设施、设备、原料与生产、确认与验证、文件管理、生产管理、质量控制与质量保证、委托生产与委托检验、产品发送与召回、自检及附则,共计 14 章 313 条。实施新版药品生产质量管理规范,是顺应国家战略性新兴产业发展和转变经济发展方式的要求,有利于促进医药行业资源向优势企业集中,淘汰落后生产力,有利于调整医药经济结构,以促进产业升级,有利于培育具有国际竞争力的企业,加快医药产品进入国际市场。

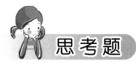

1. 实施 GMP 的目的是什么?

2. 现行 GMP 对于厂房和设施的要求有哪些?

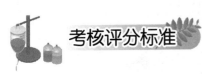
考核评分标准

表 5-1 参观符合 GMP 药品生产车间实训考核评分表

班级: 　　　　　姓名: 　　　　　学号: 　　　　　得分:

项　目	分值	操作实施要点	得分及扣分依据
实训准备 (5分)	5	实训用具准备充分	
绘制 GMP 车间结构图 (15分)	15	示意图清晰,标注准确,字迹清晰	
绘制生产流程图 (20分)	20	绘制一种产品的生产流程图,要求示意图清晰,标注准确,字迹清晰	
实训报告 (50分)	10	实训报告字数符合要求,标注参观时间和地点	
	15	所参观车间的硬件条件	
	15	所参观车间的软件条件	
	10	总结与体会	
生生互评 (10分)	10	报告撰写的综合得分	
合　计			

监考教师: 　　　　　　　　　　　　考核时间:

（何晓丽　王　清）

项目六
药品经营管理

　　药品是一种特殊商品,其管理的核心是质量管理。药品经营质量管理是药品生产质量管理在流通环节的延续,通过在药品购进、销售、储存、运输、服务等流通环节采取适当及有效的质量控制措施,保障药品质量安全,维护社会公众的身体健康和用药的合法权益。为加强药品经营质量管理,规范药品经营行为,保障人体用药安全、有效,《药品管理法》规定,药品经营企业必须按照《药品经营质量管理规范》(GSP)经营药品。

　　2016年,原国家食品药品监督管理总局对《药品经营质量管理规范》进行修正(国家食品药品监督管理总局令第28号),现行药品GSP吸收了许多国外药品流通监管的先进经验,有力地促进了我国药品经营质量管理与国际药品流通质量的逐步接轨。引入了供应链管理观念,增加了计算机信息化管理、药品冷链管理、仓储温湿度自动化检测,引入质量风险管理、体系内审、设备验收等新的管理理念和方法。药品经营管理项目实训旨在通过学习、运用GSP相关知识,在药品经营的各个环节加强自身的职业道德,践行药品经营职业道德要求:用户至上,以患者为中心;质量第一,自觉遵守规范;诚实守信,确保药品质量;依法促销,诚信推广;指导用药,做好药学服务。

学习课件

任务一　OTC 药品调研

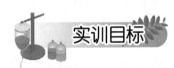

实训目标

1. 掌握《药品经营质量管理规范》(GSP)对药品经营过程质量控制的相关规定。
2. 学会识别药品,从药品包装区分处方药、非处方药、甲类 OTC 药品和乙类 OTC。
3. 了解被调查零售药店 OTC 药品销售的 GSP 实施现状和药学服务情况。

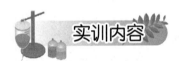

实训内容

一、实训目的

通过参观药品零售实体药店或者网上药店实施调研,了解药品经营企业 OTC 药品销售情况,使学生对药品分类管理及 GSP 实施现状以及药学服务有总体认识,加深对药品经营质量管理相关规定的理解。

二、实训相关知识

（一）GSP

GSP 是一种国际通用的概念,为英文"Good Supply Practice"的缩写,即药品经营质量管理规范,是药品经营企业质量管理的基本准则,要求药品经营企业对药品购进、储运、销售等环节实行质量管理,建立组织结构、职责制度、过程管理和设施设备等方面的质量体系,并使之有效进行。实施 GSP 的目的是为了加强药品经营质量管理,规范药品经营行为,保障人体用药安全、有效。《中华人民共和国药品管理法》第五十三条规定:从事药品经营活动,应当遵守药品经营质量管理规范,建立健全药品经营质量管理体系,保证药品经营全过程持续符合法定要求。

（二）GSP 对药品零售企业质量管理的若干规定

1. 人员管理

（1）企业法定代表人或者企业负责人应当具备执业药师资格。企业应当按照国家有关规定配备执业药师，负责处方审核，指导合理用药。

（2）营业员应当具有高中以上文化程度或者符合省级食品药品监督管理部门规定的条件。中药饮片调剂人员应当具有中药学中专以上学历或者具备中药调剂员资格。

（3）企业应当对直接接触药品岗位的人员进行岗前及年度健康检查，并建立健康档案。患有传染病或者其他可能污染药品的疾病的，不得从事直接接触药品的工作。

2. 销售和售后管理

（1）企业应当在营业场所的显著位置悬挂药品经营许可证、企业法人营业执照、执业药师注册证等，如图 6-1、图 6-2 和图 6-3 所示。

（2）在营业场所内，企业工作人员应当穿着整洁、卫生的工作服。营业人员应当佩戴有照片、姓名、岗位等内容的工作牌，是执业药师和药学技术人员的，工作牌还应当标明执业资格或者药学专业技术职称。在岗执业的执业药师应当挂牌明示。

（3）除药品质量原因外，药品一经售出，不得退换。

（4）企业应当在营业场所公布药品监督管理部门的监督电话，设置顾客意见簿，及时处理顾客对药品质量的投诉。

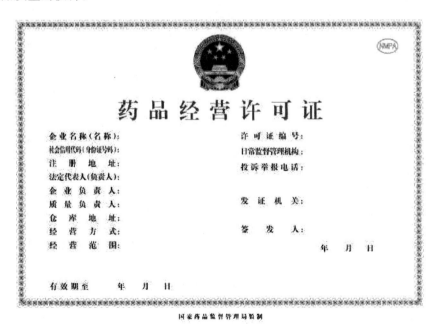

图 6-1　药品经营许可证

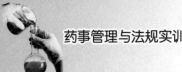
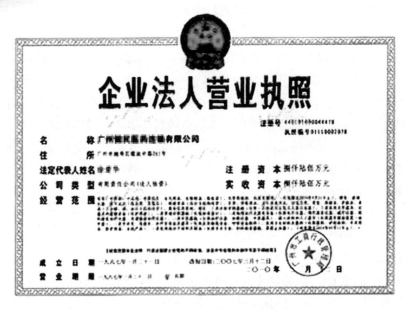

图 6-2　企业法人营业执照

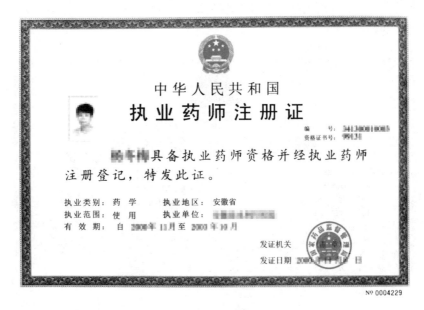

图 6-3　执业药师注册证

3. 药品陈列

药品的陈列应当符合以下要求：

（1）按剂型、用途以及储存要求分类陈列，并设置醒目标志，类别标签字迹清晰、放置准确。

（2）药品放置于货架（柜），摆放整齐有序，避免阳光直射。

（3）处方药、非处方药分区陈列，并有处方药、非处方药专用标识。

（4）处方药不得采用开架自选的方式陈列和销售，非处方药可以开架自选，陈列和销售方式分别如图6-4和图6-5所示。

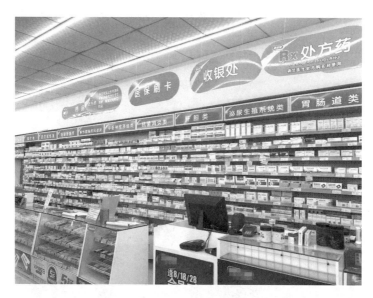

图6-4　处方药柜台式销售方式

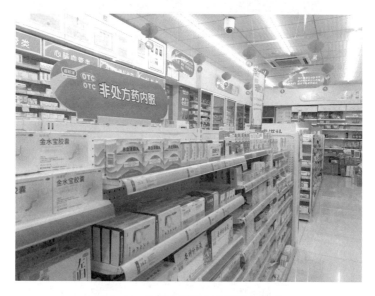

图6-5　非处方药开架自选销售方式

（5）外用药与其他药品分开摆放。

（6）拆零销售的药品集中存放于拆零专柜或者专区。

（7）第二类精神药品、毒性中药品种和罂粟壳不得陈列。

（8）冷藏药品放置在冷藏设备中，按规定对温度进行监测和记录，需要阴凉保存的药品放置在阴凉区，保证存放温度符合要求，如图6-6和图6-7所示。

（9）中药饮片柜斗谱的书写应当正名正字；装斗前应当复核，防止错斗、串斗；应当定期清斗，防止饮片生虫、发霉、变质；不同批号的饮片装斗前应当清斗并记录，中药饮片陈列区如图6-8所示。

（10）经营非药品应当设置专区，与药品区域明显隔离，并有醒目标志，如图6-9所示。

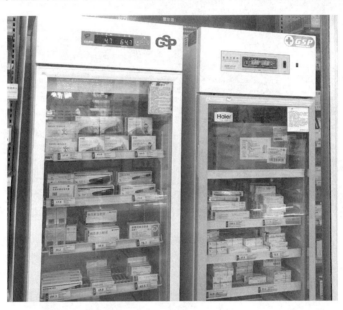

图6-6　冷藏药品陈列柜

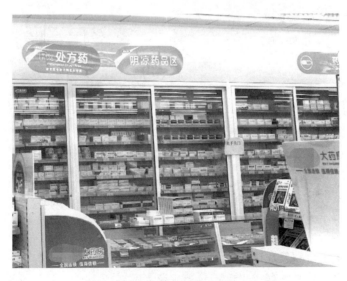

图6-7　药品阴凉陈列区

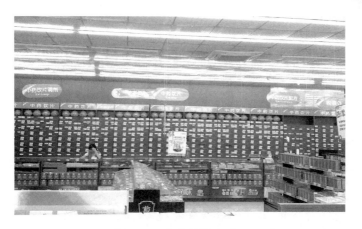

图 6-8　中药饮片陈列区

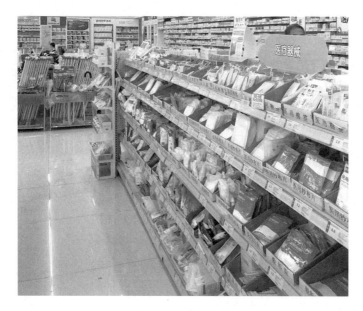

图 6-9　非药品陈列区

（三）处方药与非处方药

《中华人民共和国药品管理法》第五十四条规定：国家对药品实行处方药与非处方药分类管理制度。

1. 处方药　处方药就是必须凭执业医师或执业助理医师处方才可调配、购买和使用的药品，如图 6-10 所示的庆大霉素普鲁卡因维 B_{12} 胶囊。

处方药有以下几种情况：① 上市的新药，还需要对其活性或副作用进一步观察。② 可产生依赖性的某些药物，例如吗啡类镇痛药及某些催眠安定药物等。③ 药物本身毒性较大，例如抗癌药物等。④ 用于治疗某些疾病所需的特殊药品，如心脑血管疾病的药物，须经医师确诊后开

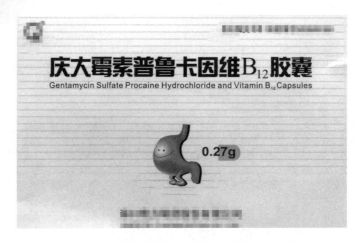

图 6-10　处方药庆大霉素普鲁卡因维 B_{12} 胶囊

出处方并在医师指导下使用。⑤ 处方药只准在专业性医药报刊进行广告宣传，不准在大众传播媒介进行广告宣传。

在全国范围内凭处方销售的药品有：注射剂、医疗用毒性药品、二类精神药品、其他按兴奋剂管理的药品、精神障碍治疗药（抗精神病、抗焦虑、抗躁狂、抗抑郁药）、抗病毒药（逆转录酶抑制剂和蛋白酶抑制剂）、肿瘤治疗药、含麻醉药品的复方口服溶液和曲马朵制剂、未列入非处方药目录的抗菌药和激素。

2. 非处方药　是指消费者不需要持有医生处方就可直接从药店购买的药物（Over the counter Drug，OTC），即指"可以在柜台上销售的药品"。一般的定义是"普通人能自行购买并控制用法和用量的药物"，它们在药店甚至商场的超市中都能买到，也就具有疗效稳定、作用温和、副作用小且不掩盖其他疾病的特点。非处方药分为甲类非处方药和乙类非处方药，红底白字的是甲类（图 6-11）；绿底白字的是乙类（图 6-12）。

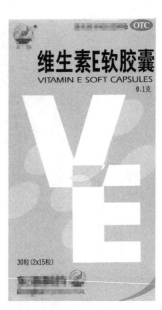

图 6-11　甲类 OTC 药物标识

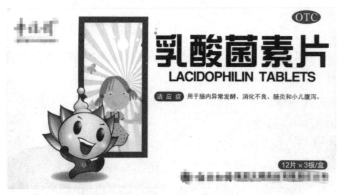

图 6-12　乙类 OTC 药物标识

图 6-11 彩图

图 6-12 彩图

甲、乙两类OTC虽然都可以在药店购买,但乙类非处方药安全性更高。乙类非处方药除了可以在药店出售外,还可以在大型超市、百货商店等专柜处销售。

非处方药有以下几种情况:① 上市时间较长、无未知副作用报道的长期应用于临床的药物。② 用于治疗多发病常见病,一般为非危重疾病,如感冒、咳嗽、消化不良、头痛、发热等症状。③ 毒性较小、副作用较小。④ 可以在非专业性医药报刊、大众传播媒介进行广告宣传。⑤ 非处方药剂型一般为片剂、胶囊剂等口服或软膏剂、喷雾剂、霜剂等外用剂型,不会有注射剂型。

三、实训所需

1. 专业资料　《药品经营质量管理规范》。
2. 实训场所　药品零售药店或网上药店。
3. 实训设备　相机、计算机和打印机等。

四、实训要点

(一)实训安排

1. 班级分组　每小组4～5人,小组成员分工。
2. 实施调研　分组选择药品零售实体药店或网络药店调研,调研药品分类情况、OTC实际销售以及药学服务情况。
3. 撰写报告　每位学生撰写有关药品经营企业OTC药品经营管理实施的实践调研报告1份,注明调研时间、调研单位名称和企业基本情况等,对企业OTC药品经营管理中的实施情况及药学服务情况进行总结分析。报告字数不少于1 000字,实训结束一周内,提交老师。
4. 小组汇报　小组选择1名代表就调研情况进行PPT汇报。
5. 实训考核　OTC药品调研实训考核见表6-1。

(二)实训注意

1. 实训前充分预习处方药、非处方药(OTC)的含义及其标识,药品管理法规中有关药品经营质量管理中有关药品零售以及互联网销售药品相关管理规定等。
2. 实地调研时保持谦虚、礼貌、认真的态度及良好的纪律,不影响被参观、调研单位的工作秩序及商业活动。线上调研时重点了解处方药和非处方药购买流程和药学服务等。
3. 实训过程中注意交通安全及其他安全事项。

(三)实训流程

OTC药品调研实训流程如图6-13所示。

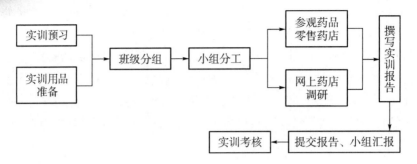

图 6-13　OTC 药品调研实训流程图

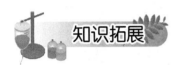

我国 GSP 发展过程

我国 GSP 的产生,源于对日本 GSP 的充分研究分析。

1982 年,原中国医药公司将我国医药商业企业质量管理工作经验与日本先进的 GSP 观念体系融合提炼,形成具有中国特色的 GSP。

1984 年,原中国医药公司发布《医药商品质量管理规范(试行)》;1985 年我国第一部《药品管理法》开始实施。

1986 年,国家医药管理局制定了《医药商品质量管理规范》(来源于日本)。

1992 年,原国家医药管理局正式发布《医药商品质量管理规范》修订后(即第二部 GSP)。

2000 年 4 月 30 日,国家药品监督管理局重新修订颁布实施第三部 GSP 及其实施细则,并更名为《药品经营质量管理规范》。

2001 年 2 月 28 日,新修订的《药品管理法》确立了药品 GSP 的法律地位;2013 版《药品经营质量管理规范》已于 2012 年 11 月 6 日经卫生部部务会审议通过,自 2013 年 6 月 1 日起施行。

2015 年 5 月 18 日,原国家食品药品监督管理总局局务会议第二次修订 GSP,于 2016 年 7 月 20 日发布并正式实施。

 思考题

1. 我国 GSP 对零售药店药品陈列规定有哪些?

2. 处方药和非处方药销售有何不同？

3. OTC 药物的主要剂型有什么特点？

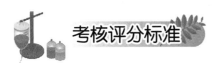

考核评分标准

表 6‑1　OTC 药品调研实训考核评分表

班级：　　　　　　姓名：　　　　　　学号：　　　　　　得分：

项　　目	分值	实训考核指标	得分及扣分依据
报告字数 （40 分）	40	调研报告字数不少于 1 000 字	
报告内容 （40 分）	10	标注调研时间和调研单位 线上或线下调研药店不少于 3 家	
	10	企业 OTC 药品经营管理中的实施情况	
	10	提出 OTC 药品销售中存在的问题和解决问题 的方法与对策，有依据	
	10	调研总结与体会	
小组汇报 （10 分）	10	对调研情况进行 PPT 汇报	
生生互评 （10 分）	10	对调研情况进行综合打分	
总　　分			

监考教师：　　　　　　　　　　　　　考核时间：

（杨冬梅　刘见侠）

学生作品展示 6‑1　OTC 药品调研

学习课件

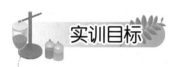

任务二　首营企业与首营品种审核

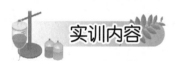

实训目标

1. 掌握首营企业与首营品种审核内容及审核程序。
2. 学会正确审核首营企业与首营品种资料。
3. 了解药品采购程序和质量保证协议内容。

实训内容

一、实训目的

学习《药品管理法》《药品经营质量管理规范》等法律法规中对药品采购过程的管理规定,通过对首营企业与首营品种资料审核的实训,使学生能够掌握首营资料应审核的内容与审核程序,了解企业采购药品活动应当符合的要求,能够根据首营企业与首营品种的审核内容对其合法性进行审查,按照药品采购程序向供货单位索取相应资料,并签订质量保证协议。

二、实训相关知识

(一)药品采购相关管理规定

《药品管理法》第五十六条规定:药品经营企业购进药品,应当建立并执行进货检查验收制度,验明药品合格证明和其他标识;不符合规定要求的,不得购进和销售。

《药品经营质量管理规范》第六十一条规定:企业的采购活动应当符合以下要求:

(1)确定供货单位的合法资格;

(2)确定所购入药品的合法性;

(3)核实供货单位销售人员的合法资格;

(4)与供货单位签订质量保证协议。

采购中涉及的首营企业、首营品种,采购部门应当填写相关申请表格,经过质量管理部门和企业质量负责人的审核批准。必要时应当组织实地考察,对供货单位质量管理体系进行评价。

(二)首营企业审核

1. 首营企业的概念 首营企业是指采购药品时,与本企业首次发生供需关系的药品生产或经营企业。取得合法资质的供应商称为合格供货方(图6-14)。

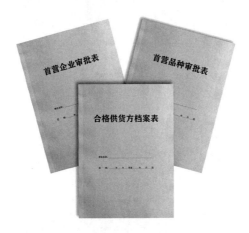

图6-14 合格供货方档案封面示例

2. 首营企业管理规定 对首营企业的审核,应当查验《药品生产许可证》或者《药品经营许可证》复印件(图6-15、图6-16);营业执照、税务登记、组织机构代码的证件复印件,及上一年度企业年度报告公示情况;《药品生产质量管理规范》认证证书或者《药品经营质量管理规范》认证证书复印件;相关印章、随货同行单(票)样式;开户户名、开户银行及账号等资料。上述资料均需加盖其公章原印章,以确认真实、有效。

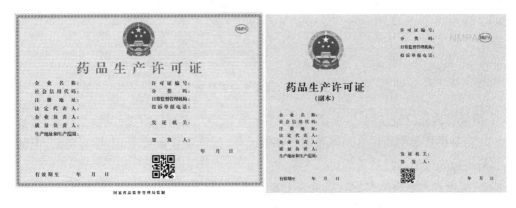

图6-15 药品生产许可证正本、副本

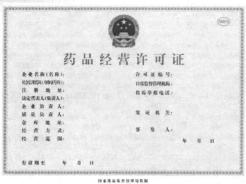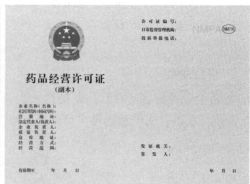

图 6-16　药品经营许可证正本、副本

3. 首营企业审核流程

（1）采购部门填写《首营企业审批表》（图 6-17），并收集供货单位资料，在电脑系统中录入基础信息（图 6-18），确认存盘后，交质量管理部门审核。

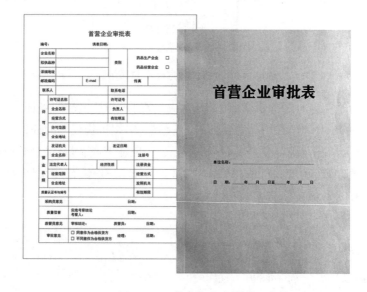

图 6-17　首营企业审批表

（2）质量管理部门通过网站、电话咨询及资料对比等方式对资料进行辨别、核对，必要时组织实地考察，对供货单位质量管理体系进行评价。在《首营企业审批表》上填写意见，电脑系统确认后，将审批表报给质量负责人。

（3）质量负责人审核批准后在审批表上签字，同时在电脑系统中确认，转给采购部门。

（4）采购部门收到审批同意后方能进行业务活动。

（5）首营企业资料由质量管理部门归入合格供货方档案（图 6-19）。

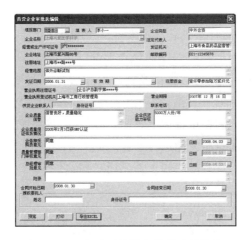

图 6‑18　电脑系统录入首营企业信息

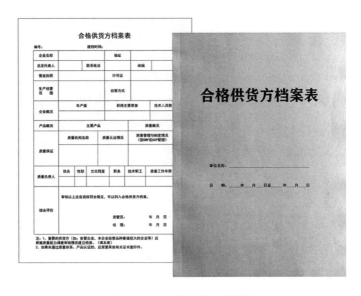

图 6‑19　合格供货方档案表

(三) 首营品种审核

1. **首营品种的概念**　首营品种是指本企业首次采购的药品。

2. **首营品种相关管理规定**　采购首营品种时应当审核该药品的合法性,索取加盖供货单位公章原印章的药品生产或者进口批准证明文件复印件并予以审核,审核无误的方可采购,并将资料归入药品质量档案。

对首营品种合法性及质量情况的审核,包括核实药品的批准文号和取得质量标准,审核药品的包装、标签、说明书等是否符合规定,了解药品的性能、用途、检验方法、储存条件以及质量信誉等内容。

3. 首营品种审核流程

(1) 采购部门填写《首营品种审批表》(图6-20),并收集供货单位资料,填写采购原因,在电脑系统中录入基础信息,确认存盘后,交质量管理部门审核。

(2) 质量管理部门通过网站、电话咨询及资料对比等方式对资料辨别、核对后,在《首营品种审批表》上填写意见,电脑系统确认后,将审批表报给质量负责人。

(3) 质量负责人审核批准后在审批表上签字,同时在电脑系统中确认,转给采购部门。

(4) 采购部门收到审批同意后方能进行业务活动。

(5) 首营品种资料由质量管理部门归入药品质量档案。

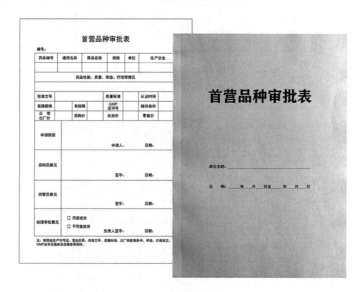

图6-20 首营品种审批表

(四) 销售人员资质审核

企业应当核实、留存供货单位销售人员加盖供货单位公章原印章的销售人员身份证复印件;加盖供货单位公章原印章和法定代表人印章或者签名的授权书,授权书应当载明被授权人姓名、身份证号码,以及授权销售的品种、地域、期限;供货单位及供货品种相关资料。

三、实训所需

1. 专业资料 《药品管理法》《药品经营质量管理规范》《药品经营质量管理规范实施细则》等。

2. 实训用品 模拟药品生产企业许可证、药品经营企业许可证、营业执照、税务登记证、药品批准证明文件、首营企业审批表、首营品种审批表等。

四、实训要点

(一)实训安排

1. 班级分组　每组 5～6 人,小组内分工。

2. 首营企业审核

(1) 许可证和认证证书的核实:可登录国家药品监督管理局和省级药品监督管理局网站核对许可证和认证证书的真实性;核对拟供应药品是否在生产或经营许可范围内,以及证书有效期、是否加盖公章原印章等。

(2) 营业执照的核实:核对营业执照单位名称、法定代表人、地址等与许可证的一致性,以及证书有效期、是否加盖公章原印章等;营业执照真实性查询可以登录该企业所在的工商行政管理局网站进行企业信息查询,核查企业是否存在,是否在有效期内。

(3) 相关印章、随货同行单(票)样式:印章式样包括企业公章、财务专用章、发票专用章、质量管理专用章、合同专用章、出库专用章、法人印章或签字等,上述印章应为原尺寸、原规格的原印章或彩色扫描件。随货同行单(票)样式须加盖企业公章原印章。

(4) 开户户名、开户银行及账号:供货单位提供本单位的开户户名、开户银行及账号,不允许为个人账户。

3. 首营品种审核

(1) 企业资料核实:企业生产许可证或经营许可证、认证证书和营业执照的核实。

(2) 药品证明文件的核实:核对药品的批准文号和取得的质量标准,包括《药品注册批件》或《再注册批件》《药品补充申请批件》、药品注册批件的附件(质量标准、说明书、药品包装)等;进口药品还需核对《进口药品注册证》《医药产品注册证》或者《进口药品批件(一次性)》、"进口药品通关单"加盖"已抽样"或"进口药品检验报告书"等。

(3) 药品信息的核实:审核药品的包装、标签、说明书等是否与国家标准规定一致。

(4) 以上资料复印件均需加盖供货单位公章原印章,审核无误后方可采购。

4. 销售人员资料审核

(1) 授权书和身份证复印件是否加盖企业公章。

(2) 授权书内容是否全面。

(3) 授权书委托人姓名、身份证号与身份证内容是否一致。

(4) 授权书法人签字(盖章)是否与备案的签字一致。

(5) 授权书必须注明委托期限,对销售人员授权进行业务活动的时间必须在委托时间内。

(6) 生产企业应当列明或附具体授权的品种,所销售药品应当与委托品种和委托区域一致。

5. 小组汇报　分析讨论给定的首营企业、首营品种、销售人员资料是否齐全,如不齐全,将缺少的首营企业资料进行总结,召开班级讨论会,每组选派 1 名同学发言。

6. 教师点评。

7. 实训考核　首营企业和首营品种审核实训考核见表 6-2。

（二）实训注意

1. 根据《国务院关于批转发展改革委等部门法人和其他组织统一社会信用代码制度建设总体方案的通知》，将营业执照、税务登记证、组织机构代码证进行统一社会代码，即"三证合一"，审核首营企业资料时应注意证件代码要求。

2. 首营企业审核以资料审核为主，如依据所报送的资料无法作出准确判断时，业务部门应会同质量管理部门对首营企业进行实地考察，考察该企业的生产或经营环境、质量信誉、管理水平和质量保证体系，并由质量管理部门根据考察情况形成书面考察报告，再上报审批。

（三）实训流程

首营企业与首营品种实训流程如图6-21所示。

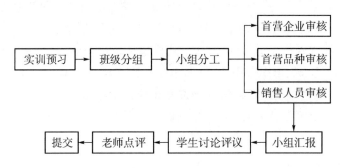

图6-21 首营企业与首营种实训流程图

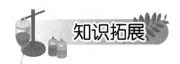

知识拓展

质量保证协议

药品经营企业采购药品应先审核供货单位的合法资格，确定所购入药品的合法性，核实供货单位销售人员的合法资格，与供货单位签订质量保证协议。

《药品经营质量管理规范》第六十五条规定：企业与供货单位签订的质量保证协议至少包括以下内容：

1. 明确双方质量责任；

2. 供货单位应当提供符合规定的资料且对其真实性、有效性负责；

3. 供货单位应当按照国家规定开具发票；

4. 药品质量符合药品标准等有关要求；

5. 药品包装、标签、说明书符合有关规定；

6. 药品运输的质量保证及责任；

7. 质量保证协议的有效期限。

思考题

1. 首营企业审核资料有哪些?

2. 首营品种审核资料有哪些?

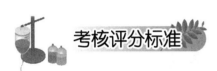 **考核评分标准**

表6-2　首营企业与首营品种审核实训考核评分表

班级：　　　　　姓名：　　　　　学号：　　　　　得分：

项　目	分值	实训考核指标	得分及扣分依据
资料审核 （50分）	15	首营企业资料核实正确	
	10	首营品种资料核实正确	
	10	销售人员资质核实准确	
	15	查找出首营资料是否存在问题,若存在问题,对其依据相关法律法规具体条款进行分析	
讨论会 小组表现 （40分）	20	小组发言代表语言流畅,思路清晰,主题明确	
	10	小组成员积极配合,体现团队合作	
	10	总结和体会	
生生互评 （10分）	10	小组间互相评分	
总　分			

监考教师：　　　　　　　　　　　　　　　　　考核时间：

（邝枝花）

学习课件

任务三 药品储存与养护

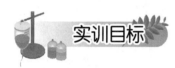

实训目标

1. 掌握药品储存与养护的要求。
2. 学会根据色标管理药品,并对在库药品进行养护。
3. 了解药品稳定性的影响因素及正确储存与养护的重要性。

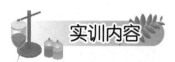

实训内容

一、实训目的

学习《药品管理法》《药品经营质量管理规范》等法律法规中对药品储存与养护过程的管理规定,通过对药品分类储存、色标管理、搬运和堆垛要求、养护过程等实训,使学生能够掌握药品储存与养护的基本要求,能够对在库药品分类储存、按色标管理、符合堆垛要求,能够根据库房条件、外部环境、药品质量特性等对药品进行养护。

二、实训相关知识

(一) 药品储存

《药品管理法》第五十九条规定:药品经营企业应当制定和执行药品保管制度,采取必要的冷藏、防冻、防潮、防虫、防鼠等措施,保证药品质量。

企业应当根据药品的质量特性对药品进行合理储存,确保储存的各项条件符合要求,并根据外界因素对药品质量的影响,采取相应措施保证药品质量。

1. **库房温湿度要求** 在库药品应按包装标示的温度要求储存药品,包装上没有标示具体温度的,按照《中华人民共和国药典》规定的贮藏要求进行储存;储存药品相对湿度为35%～75%。

2. 色标管理　在人工作业的库房储存药品,按质量状态实行色标管理,合格药品为绿色,不合格药品为红色,待确定药品为黄色。色标管理区示意图见图 6-22。

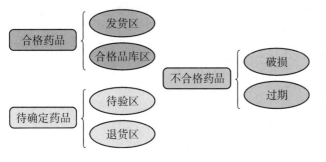

图 6-22　色标管理区示意图

图 6-22 彩图

3. 搬运和堆码要求　药品应当严格按照外包装标示要求规范操作,堆码高度符合包装图示要求,避免损坏药品包装;药品按批号堆码,不同批号的药品不得混垛,垛间距不小于 5 cm,与库房内墙、顶、温度调控设备及管道等设施间距不小于 30 cm,与地面间距不小于 10 cm。

4. 分类储存　药品与非药品、外用药与其他药品分开存放,中药材和中药饮片分库存放;特殊管理的药品应当按照国家有关规定储存;拆除外包装的零货药品应当集中存放。

5. 环境要求　储存药品的货架、托盘等设施设备应当保持清洁,无破损和杂物堆放;未经批准的人员不得进入储存作业区,储存作业区内的人员不得有影响药品质量和安全的行为;药品储存作业区内不得存放与储存管理无关的物品。

(二)药品养护

药品养护是运用现代科学技术与方法,研究药品储存养护技术和储存药品质量规律,防止药品变质,保证药品质量,确保用药安全、有效的一门实用性技术科学。药品养护应贯彻"预防为主"的原则。

1. 养护工作内容　养护人员应当根据库房条件、外部环境、药品质量特性等对药品进行养护,主要内容有:指导和督促储存人员对药品进行合理储存与作业;检查并改善储存条件、防护措施、卫生环境;对库房温湿度进行有效监测、调控;按照养护计划对库存药品的外观、包装等质量状况进行检查,并建立养护记录;对储存条件有特殊要求的或者有效期较短的品种应当进行重点养护;发现有问题的药品应当及时在计算机系统中锁定和记录,并通知质量管理部门处理;对中药材和中药饮片应当按其特性采取有效方法进行养护并记录,所采取的养护方法不得对药品造成污染;定期汇总、分析养护信息。

2. 确定重点养护品种　重点养护品种一般包括:主营品种、首营品种、质量不稳定药品、特殊管理药品、冷藏冷冻药品、蛋白同化制剂肽类激素、效期 12 个月的品种、储存时间较长的品种、中药饮片、近期内发生过质量问题的品种及药监部门重点监控的品种等。

重点养护品种应由养护员按年度制定及调整,报质量管理部审核后实施。计算机系统自动生成重点养护计划。

3. 养护措施 采用计算机系统对库存药品的有效期进行自动跟踪和控制,采取近效期预警及超过有效期自动锁定等措施,防止过期药品销售。

对质量可疑的药品应当立即采取停售措施,并在计算机系统中锁定,同时报告质量管理部门确认。对存在质量问题的药品应当采取以下措施:

(1) 存放于标志明显的专用场所,并有效隔离,不得销售;

(2) 怀疑为假药的,及时报告食品药品监督管理部门;

(3) 属于特殊管理的药品,按照国家有关规定处理;

(4) 不合格药品的处理过程应当有完整的手续和记录;

(5) 对不合格药品应当查明并分析原因,及时采取预防措施。

(三) 特殊管理药品储存与养护

1. 特殊管理药品的范围 特殊管理药品包括国家实施特殊管理规定、专门管理要求、特别加强管理的药品。其中特殊管理规定药品指麻醉药品、精神药品、医疗用毒性药品、放射性药品、药品类易制毒化学品;专门管理要求的药品指蛋白同化制剂、肽类激素(胰岛素除外)、含特殊药品复方制剂等;特别加强管理的药品指戒毒药品、"运动员慎用"的兴奋剂药品、终止妊娠药品。

2. 特殊管理药品的储存与养护 《麻醉药品和精神药品管理条例》第四十六条规定:麻醉药品药用原植物种植企业、定点生产企业、全国性批发企业和区域性批发企业以及国家设立的麻醉药品储存单位,应当设置储存麻醉药品和第一类精神药品的专库。

(1) 专库要求:安装专用防盗门,实行双人双锁管理;具有相应的防火设施;具有监控设施和报警装置,报警装置应当与公安机关报警系统联网。

(2) 使用单位要求:应当配备专人负责管理工作,并建立储存麻醉药品和第一类精神药品的专用账册。药品入库双人验收,出库双人复核,做到账物相符。专用账册的保存期限应当自药品有效期期满之日起不少于5年。

(3) 第二类精神药品储存要求:第二类精神药品经营企业应当在药品库房中设立独立的专库或者专柜储存第二类精神药品,并建立专用账册,实行专人管理。专用账册的保存期限应当自药品有效期期满之日起不少于5年。

三、实训所需

1. 专业资料 《药品管理法》《药品经营质量管理规范》《药品经营质量管理规范实施细则》《麻醉药品和精神药品管理条例》《药品类易制毒化学品管理办法》等。

2. 实训用品 模拟药品仓库、货架、模拟入库药品、模拟印章等。

四、实训要点

(一) 实训安排

1. 班级分组 每组5~6人,小组内分工。

2. 药品储存

（1）按包装标示的温度要求储存药品，包装上没有标示具体温度的，按《中华人民共和国药典》规定的贮藏要求进行储存："阴凉处"指不超过 20 ℃；"凉暗处"指避光且不超过 20 ℃；"冷处"指 2～10 ℃；"常温"指 10～30 ℃；除另有规定外，储存项下未规定贮藏温度的系指常温。储存药品库房内的相对湿度应为 35%～75%。冷冻库一般为－25～－10 ℃。

（2）对已验收合格后的药品核对入库药品信息，按验收结论及储存条件，根据药品质量特性，选择适宜的库区和货位，完成药品入库上架操作，在电脑系统中确认。

（3）对于特殊药品的储存，要能够识别麻醉药品、精神药品、医疗用毒性药品、放射性药品、含兴奋剂药品、药品类易制毒药品化学品、含特殊药品的复方制剂等，并按照国家相关管理规定进行管理。

（4）发现问题药品及时进行处置。

3. 药品养护

（1）对库房温湿度进行有效监测和调控。

（2）按照重点养护品种确定原则，在养护计划表中找出需要重点养护的品种，对库存药品的外观、包装等质量状况进行检查，并建立养护记录。

（3）有养护问题的品种，要及时给出处置措施，将质量异常品种信息填入药品移库单。

4. 小组汇报　分析讨论仓库储存条件、已验收的药品情况、药品养护，如有问题，提出处置措施，进行总结，召开班级讨论会，每组选派 1 名同学发言。

5. 教师点评。

6. 实训考核　药品储存与养护实训考核见表 6-3。

（二）实训注意

1. 冷链药品储存时，应先对保温箱的密闭性、运输过程温度记录、冷链交接单等进行检查，根据已验收合格药品的特性和贮存条件，将药品分别放置于相应仓库的货位上。

2. 药品因破损而导致液体、气体、粉末泄漏时，应当迅速采取安全处理措施，防止对储存环境和其他药品造成污染。

（三）实训流程

药品储存与养护实训流程如图 6-23 所示。

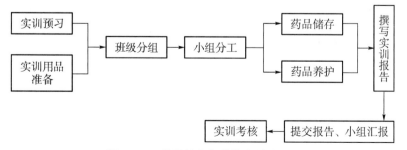

图 6-23　药品储存与养护实训流程图

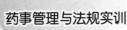

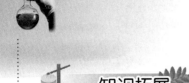

药品类易制毒化学品储存与养护

《药品类易制毒化学品管理办法》第三十一条规定：药品类易制毒化学品生产企业、经营企业和使用药品类易制毒化学品的药品生产企业，应当设置专库或者在药品仓库中设立独立的专库（柜）储存药品类易制毒化学品。

麻醉药品全国性批发企业、区域性批发企业可在其麻醉药品和第一类精神药品专库中设专区存放药品类易制毒化学品。

教学科研单位应当设立专柜储存药品类易制毒化学品。

专库应当设有防盗设施，专柜应当使用保险柜；专库和专柜应当实行双人双锁管理。

药品类易制毒化学品生产企业、经营企业和使用药品类易制毒化学品的药品生产企业，其关键生产岗位、储存场所应当设置电视监控设施，安装报警装置并与公安机关联网。

《药品类易制毒化学品管理办法》第三十二条规定：药品类易制毒化学品生产企业、经营企业和使用药品类易制毒化学品的药品生产企业，应当建立药品类易制毒化学品专用账册。专用账册保存期限应当自药品类易制毒化学品有效期期满之日起不少于2年。

药品类易制毒化学品生产企业自营出口药品类易制毒化学品的，必须在专用账册中载明，并留存出口许可及相应证明材料备查。

药品类易制毒化学品入库应当双人验收，出库应当双人复核，做到账物相符。

1. 简述药品储存中的温度要求与色标管理。

2. 养护工作的主要内容有哪些？

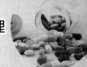

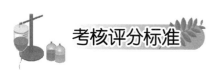考核评分标准

表6-3　药品储存与养护实训考核评分表

班级：　　　　　姓名：　　　　　学号：　　　　　得分：

项　目	分值	实训考核指标	得分及扣分依据
药品储存 （30分）	10	对仓库环境、已验收药品进行正确检查	
	10	将药品放置于正确仓库的货位上	
	10	指出有问题的药品处置措施	
药品养护 （30分）	10	确定正确的养护品种	
	10	列出养护问题	
	10	写出处置措施	
讨论会 小组表现 （30分）	10	小组发言代表语言流畅,思路清晰,主题明确	
	10	小组成员积极配合,体现团队合作	
	10	总结和体会	
生生互评 （10分）	10	小组间互相评分	
总　分			

监考教师：　　　　　　　　　　　　　　　　　考核时间：

（郊枝花）

学习课件

任务四 药品召回过程演练

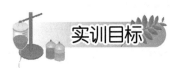

实训目标

1. 掌握药品召回的相关法律法规。
2. 学会药品召回流程。
3. 了解药品生产企业、经营企业、使用单位在药品召回中的工作职责。

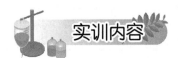

实训内容

一、实训目的

通过课堂药品召回过程演练,要求学生掌握药品召回相关法律法规,加强学生应用所需药品召回相关知识分析解决实际问题的能力。

二、实训相关知识

(一)药品召回概念及分类

药品召回,是指药品生产企业按照规定的程序收回已上市销售的存在安全隐患的药品。

药品召回包括主动召回和责令召回。主动召回是指药品生产企业经过调查评估,认为药品存在《药品召回管理办法》中规定的安全隐患,并主动收回药品的行为。药品责令召回是指监督管理部门经过调查评估,认为药品存在《药品召回管理办法》中规定的安全隐患,药品生产企业应当召回药品而未主动召回的,应当责令药品生产企业召回药品。

(二)药品召回分级

根据药品安全隐患的严重程度,药品召回分为三级:

(1)一级召回:使用该药品可能引起严重健康危害;

（2）二级召回：使用该药品可能引起暂时的或者可逆的健康危害；

（3）三级召回：使用该药品一般不会引起健康危害，但由于其他原因需要收回。

（三）药品召回各部门责任义务

药品生产企业应当按照本办法的规定建立和完善药品召回制度，收集药品安全的相关信息，对可能具有安全隐患的药品进行调查、评估，召回存在安全隐患的药品；药品经营企业、使用单位应当协助药品生产企业履行召回义务，按照召回计划的要求及时传达、反馈药品召回信息，控制和收回存在安全隐患的药品；药品经营企业、使用单位发现其经营、使用的药品存在安全隐患的，应当立即停止销售或者使用该药品，通知药品生产企业或者供货商，并向药品监督管理部门报告；药品生产企业、经营企业和使用单位应当建立和保存完整的购销记录，保证销售药品的可溯源性；召回药品的生产企业所在地省、自治区、直辖市药品监督管理部门负责药品召回的监督管理工作，其他省、自治区、直辖市药品监督管理部门应当配合、协助做好药品召回的有关工作，国家药品监督管理局监督全国药品召回的管理工作。

（四）药品召回实施程序

以主动召回为例，药品生产企业应当根据召回分级与药品销售和使用情况，科学设计药品召回计划并组织实施。药品生产企业在作出药品召回决定后，应当制定召回计划并组织实施，一级召回在 24 小时内，二级召回在 48 小时内，三级召回在 72 小时内，通知到有关药品经营企业、使用单位停止销售和使用，同时向所在地省、自治区、直辖市药品监督管理部门报告；药品生产企业在启动药品召回后，一级召回在 1 日内，二级召回在 3 日内，三级召回在 7 日内，应当将调查评估报告和召回计划提交给所在地省、自治区、直辖市药品监督管理部门备案；省、自治区、直辖市药品监督管理部门应当将收到一级药品召回的调查评估报告和召回计划报告国家药品监督管理局。

1. 调查评估报告应当包括以下内容：

（1）召回药品的具体情况，包括名称、批次等基本信息。

（2）实施召回的原因。

（3）调查评估结果。

（4）召回分级。

2. 召回计划应当包括以下内容：

（1）药品生产销售情况及拟召回的数量。

（2）召回措施的具体内容，包括实施的组织、范围和时限等。

（3）召回信息的公布途径与范围。

（4）召回的预期效果。

（5）药品召回后的处理措施。

（6）联系人的姓名及联系方式。

药品监督管理部门应当按规定对药品生产企业提交的药品召回总结报告进行审查，并对召回效果进行评价。经过审查和评价,认为召回不彻底或者需要采取更为有效的措施的,药品监督管理部门可以要求药品生产企业重新召回或者扩大召回范围。

三、实训所需

1. 专业资料 《药品召回管理办法》。

2. 选择案例 选择"复方金银花召回"案例,案例情况如下:

据四川日报 2021 年 3 月 17 日消息,四川省药品监督管理局收到广西壮族自治区药品监督管理局《关于协助召回广西凌云县制药有限责任公司复方金银花颗粒的函》,请求对其辖区内生产企业广西凌云县制药有限责任公司生产的品种复方金银花颗粒进行下架并协助召回。广西壮族自治区药品监督管理局在函中表示:我局在监督检查中发现广西凌云县制药有限责任公司生产管理混乱、记录不真实、生产过程无法追溯,存在较大风险隐患。为控制风险,我局已下发文件责令广西凌云县制药有限责任公司暂停复方金银花颗粒的销售、使用并全面召回,请对该产品的下架及召回予以协助。目前,四川省药品监督管理局已下发文件通知全省各市(州)市场监管局、省药监局各检查分局,要求立即督促辖区内药品经营企业、使用单位,对上述产品采取暂停销售使用、下架等风险控制措施,协助做好药品召回有关工作,并加强对该产品的风险监测。

3. 网络资源 国家卫生健康委员会、国家药品监督管理局等网站。

4. 硬件设备 计算机、打印机等。

四、实训要点

(一)实训安排

1. 查阅资料 查阅相关网站和有关药品召回管理法规,熟悉药品召回相关内容。

2. 班级分组 根据班级人数分组,选出一人担任小组长,以小组为单位,课前对本案例进行资料收集和讨论,小组长根据讨论结果进行演练角色的任务分配。要求学生完成对药品召回的类型及级别的确认、药品召回计划的制订、"模拟召回通知"收到时间的确认、向客户发出通知相关入库和销售记录的整理反馈、对外新闻稿的起草、模拟召回产品赔偿方案的制定、全部拟召回药品信息的确认和反馈、召回总结报告等各项工作。

3. 过程演练 各小组分别进行药品召回过程演练。各小组演练完毕后派一名成员对药品召回管理进行小结发言。指导老师根据发言情况进行课堂总结。

4. 撰写报告 学生将案例资料和讨论结果进行归纳整理,并写出 1 000 字左右书面分析报告。

5. 实训考核 药品召回过程演练实训考核见表 6-4。

(二)实训注意

1. 查阅前复习药品召回的相关专业内容。

2. 通过课堂演练药品召回过程,学习把握药品召回过程中药品召回计划的制定等相关内容。

（三）实训流程

药品召回过程演练实训流程如图 6-24 所示。

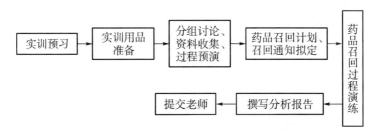

图 6-24 药品召回实训流程图

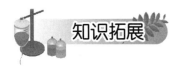

药品安全隐患的调查与评估

药品生产企业应当对药品可能存在的安全隐患进行调查。药品经营企业、使用单位应当配合药品生产企业或者药品监督管理部门开展有关药品安全隐患的调查,提供有关资料。

一、药品安全隐患调查的内容

药品安全隐患调查的内容应当根据实际情况确定,可以包括:

（1）已发生药品不良事件的种类、范围及原因;

（2）药品使用是否符合药品说明书、标签规定的适应症、用法用量的要求;

（3）药品质量是否符合国家标准,药品生产过程是否符合 GMP 等规定,药品生产与批准的工艺是否一致;

（4）药品储存、运输是否符合要求;

（5）药品主要使用人群的构成及比例;

（6）可能存在安全隐患的药品批次、数量及流通区域和范围;

（7）其他可能影响药品安全的因素。

二、药品安全隐患评估的主要内容

药品安全隐患评估的主要内容包括:

（1）该药品引发危害的可能性,以及是否已经对人体健康造成了危害;

（2）对主要使用人群的危害影响;

（3）特殊人群,尤其是高危人群的危害影响,如老年、儿童、孕妇、肝肾功能不全者、外科病人等;

（4）危害的严重与紧急程度;

（5）危害导致的后果。

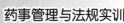
思考题

1. 药品召回如何分级？

2. 药品主动召回的实施程序有哪些？

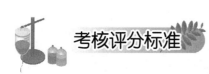考核评分标准

表6-4　药品召回过程演练实训考核评分表

班级：　　　　姓名：　　　　学号：　　　　得分：

项　目	分值	实训考核指标	得分及扣分依据
药品召回过程演练 （45分）	5	角色分工的合理性	
	20	演练过程的流畅性	
	10	内容表达的准确性	
	10	小组长发言	
分析报告 （45分）	10	资料收集整理	
	5	药品召回类型及级别确认	
	10	药品召回计划和召回通知制定	
	10	药品召回总结报告拟定	
	10	分析报告（不少于1 000字）	
生生互评 （10分）	10	分析报告撰写的综合得分	
总　分			

监考教师：　　　　　　　　　　　　　　　考核时间：

（清尧龙　王　芳）

项目七
医疗机构药事管理

　　医疗机构药事管理是医疗工作的重要组成部分。为加强医疗机构药事管理,促进药物合理应用,保障公众身体健康,根据《中华人民共和国药品管理法》《医疗机构管理条例》和《麻醉药品和精神药品管理条例》等有关法律、法规,2011年1月,原卫生部、国家中医药管理局、总后勤部卫生部对《医疗机构药事管理暂行规定》进行了修订,联合印发了《医疗机构药事管理规定》,规定提出:医疗机构药事管理,是指医疗机构以病人为中心,以临床药学为基础,对临床用药全过程进行有效的组织实施与管理,促进临床科学、合理用药的药学技术服务和相关的药品管理工作。本章节项目实训"编写《药讯》、门诊药品调配、静脉用药集中调配、处方点评"是促进合理用药,做好药学服务的重要工作内容和手段,作为药学专业技术人员应当明确医疗机构药师工作职责,掌握药学专业知识及技术,为患者提供专业化的药学服务,促进合理用药、提高医疗质量、保证患者用药安全。

学习课件

任务一 编写《药讯》

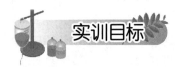
实训目标

1. 掌握《药讯》资料收集方法和信息来源渠道。
2. 学会编写《药讯》,熟悉《药讯》的内容及要求。
3. 了解《药讯》的编辑与排版。

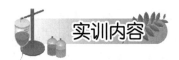
实训内容

一、实训目的

通过查询相关网站、专业刊物等多渠道收集药品和药事管理相关信息,编写一期《药讯》,明确《药讯》服务于临床、促进临床合理用药的宗旨,进一步巩固医疗机构药事管理相关知识。

二、实训相关知识

(一)《药讯》编写知识

1.《药讯》的定位 《药讯》是在医院药事管理与药物治疗学委员会(简称药事会)指导下,由医院的药学部门编辑,供院内医务人员参考学习和医院之间相互交流的内部刊物,它为药学人员、临床医生、护理人员提供了一个学习交流的专业平台,是联系药学与临床关系的桥梁。近几年,随着信息技术的提高和学术需求,一些具有一定规模的医院纷纷办起了自己的《药讯》,不仅为医、药、护人员提供有关药物咨询服务,宣传合理用药知识,也为药学人员提供了展示自身专业理论知识、实现自我价值的平台。《药讯》的目的是服务于临床,提高本院的用药合理性。因此,必须明确将《药讯》定位成以宣传药物相关知识为主的内部刊物。《药讯》应侧重于报道临床实际需要的、与药物相关的内容,具有学术性、科技性、情报性和普及性的特点。

2.《药讯》的形式 《药讯》分为封面、目录、正文、封底四个部分,可以打印成纸质形式,也可以制作成电子文档或电子书的形式。封面尽量简洁,图案明快,一般采用本院的标志性建筑,如医院的外景作为背景,如图7-1所示。目录可以分为左右两部分,用文本框隔开,左面为医院的名称＋药讯,右面为本期的要目和页码,如图7-2所示。封底,也可以分为两部分,一部分为图案,另一部分为文字,如医学名言、警示用语等,再附上药学部门所属科室的电话即可,如图7-3所示。

3.《药讯》的内容　《药讯》的栏目分药事动态、研究前沿、药品安全警戒、合理用药、中医中药、本院药事等。内容要围绕当前药事政策、最新医药信息、本院合理用药管理等来展开话题,务必做到要有针对性,紧密联系临床。

《药讯》内容要求:① 实用:只有实用的《药讯》才能发挥它的作用,因此《药讯》应该联系本院实际,发现问题、提出问题、解决问题,及时提供医护人员关心的信息,解决他们工作中时常遇到的问题。比如,公布临床科室合理用药监测指标;公布处方病历医嘱点评结果,对不合理用药处方做实例分析;定期分析本院的细菌耐药菌监测结果及预警报告;定期统计分析药品不良反应等。还可以就临床医生经常咨询的问题,在《药讯》上开辟专栏进行解答。只有满足了本院医护人员工作上的实际需求,解决了实际问题,《药讯》才有其存在的价值,才会有生命力。② 及时:及时通报相关信息,保持《药讯》的需求性,才能使《药讯》的需求量上升。③ 全面:《药讯》的内

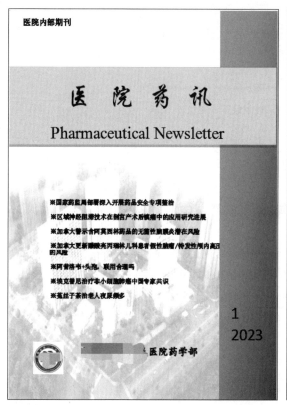

图7-1　《药讯》封面

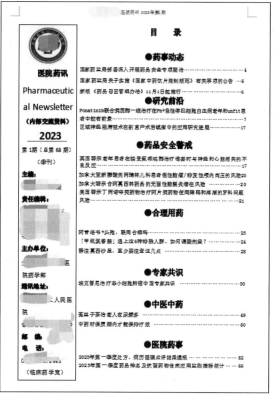

图7-2　《药讯》目录

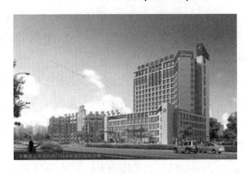

创业创新

精医精心

安徽省****医院药学部临床药学室编印

电话：0511-********
邮编：******
网址：http://www.******.com
地址：安徽省****医院合肥市***区****号

图 7-3 《药讯》封底

容应该同时兼顾医、护、药三者的需求，如护理人员更关心输液的配伍禁忌和药物的不良反应；医生则更关注药物治疗方案的最新报道，用药的注意事项及相互作用等。④ 严谨：《药讯》是专业性刊物，办刊风格可以多样，但内容应该严谨。每篇转载和摘编的文章应写明出处，原著文章应注明参考文献。对有争议的话题应该全面表述，不可带有个人观点，以免有失偏颇。严谨性可增加《药讯》的可信度，增加读者的信赖感。

《药讯》是内部刊物，出版时间具有灵活性。现在很多医院的《药讯》是固定一季度一期或每两个月一期，这样虽然比较正规，但影响了《药讯》的及时性和针对性。通常可以在常规的出刊任务中间插些特刊或专刊，必要时可以取代常规的出刊任务，这些特刊或专刊可以是本院最近收集到的不良反应专刊、抗菌药物应用专刊、流行性疾病及其防治方案或防治药物的特刊等。医院《药讯》的篇幅不宜过多，一般以 20 页左右为宜。《药讯》作为内部刊物，没有出版形式的限制，可以装订成册，也可以简报或网络形式出现。

（二）查阅资料

充分利用专业期刊、报纸、网络等资源，撷取编辑其中的有用信息。各类专业期刊如《中国医院药学杂志》《中国临床药学杂志》《中国药理学通报》和《中国药房》等，报纸如《中国医药报》

《健康报》等。网络资料应注意其信息的真实性,比较常用的国内医药学网站有国家卫生健康委员会、国家药品监督管理局、中华医学会、中国药物警戒、中国临床药师论坛等。另外也可以从国外医药学报刊、网站翻译一些前沿知识,或者国外指南性质的文献,或者有关药物相互作用和药物评价的内容,如美国医学新闻、新英格兰医学期刊等。

(三) 编辑、排版、打印

在编辑规范上,编写人员不应以《药讯》为内部刊物而忽略了对质量的追求,文字、排版、内容应按照专业期刊要求进行编辑,这样才能巩固《药讯》在读者中的地位,促进《药讯》的持续性发展。

一般文字采用"Word"形式,表格和数据采用"Excel"形式进行编排,重点部分或标题加粗,为避免文字的单一性,可以用艺术字或彩色字进行加工处理。插图尽量贴近文章内容,一般以医学或药学素材为主。对于比较长的文章可以用分栏或文本框操作。一般每篇文章都独占一页,最好不要续在上一篇的末尾。如果文章的末尾还空出一段,可以用插图或小篇文章进行修饰。

三、实训所需

1. 专业报纸杂志 《中国医院药学杂志》《中国临床药学杂志》《中国药理学通报》《中国药房》《中国医药报》和《健康报》等。

2. 网络资源 国家卫生健康委员会、国家药品监督管理局、中华医学会、中国药物警戒、中国临床药师论坛等网站。

3. 实训设备 计算机、打印机等。

四、实训要点

(一) 实训安排

1.《药讯》设计 设计包含《药讯》封面、目录、正文和封底等,必设栏目包括药事动态、研究前沿、药品安全警戒、合理用药、医院药事,其他栏目自拟。

2.《药讯》编写 充分利用专业期刊、报纸、网络等资源查阅、收集、整理资料,实施编写任务。要求每位学生2周内完成《药讯》一份,正文字数不少于3 000字,完成编辑、排版,定稿打印提交老师纸质版。

3. 实训考核 《药讯》的编写实训考核见表7-1。

(二) 实训注意

1. 正确把握《药讯》的定位,侧重于报道临床实际需要的药物相关内容,具有学术性、科技性、情报性和普及性的特点。

2.《药讯》内容体现实用、及时、全面和严谨的特点。

（三）实训流程

《药讯》的编写实训流程如图 7 - 4 所示。

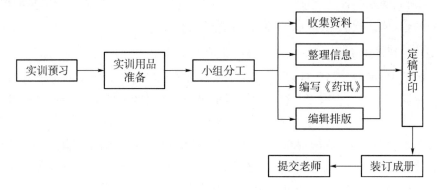

图 7 - 4 《药讯》的编写实训流程图

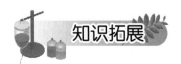

电子版医院《药讯》

医院《药讯》资料来源通常包括三部分：① 医院药事：如医院合理用药、药物不良反应监测情况、处方评价情况等；② 专业期刊、报纸、网络等资源；③ 自由撰稿：稿件来源于医院医务人员。纸质版《药讯》便于读者阅读，也适合收藏保存，但信息更新慢、受出版周期限制。随着科学技术的进步，很多医院都建立了内部局域网络，出版电子版的《药讯》。电子版《药讯》成本较低，出版周期短，形式多样，能更及时、广泛地报道药学信息。医院药学部门应充分利用临床药学室丰富的药学资源，建立院内局域网药讯网站，从而使药学资源得以共享，方便医药护之间的药学信息交流，也使临床药学的情报收集工作更加及时、高效，使《药讯》发挥愈来愈重要的作用。

1. 编写《药讯》的目的是什么？

2.《药讯》通常包含哪些内容？

3.《药讯》资料来源有哪些渠道？

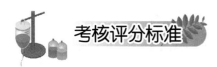 考核评分标准

表 7－1　编写《药讯》实训考核评分表

班级：　　　　　姓名：　　　　　学号：　　　　　得分：

项　目	分值	实训考核指标	得分及扣分依据
封面 (10 分)	5	封面简洁,图案明快	
	5	标题完整	
目录 (20 分)	10	目录完整	
	10	栏目多样(不少于五个必设栏目)	
正文 (50 分)	5	内容实用、及时、全面、严谨	
	5	围绕药物相关知识,紧密联系临床	
	5	药事动态	
	5	研究前沿	
	5	药品安全警戒	
	5	合理用药	
	5	医院药事	
	5	其他栏目	
	5	稿件来源真实、准确,有标注	
	5	字数、文字、排版符合要求	
封底 (10 分)	5	封底符合要求	
	5	装订成册	
生生互评 (10 分)	10	《药讯》编写综合得分	
总　分			

监考教师：　　　　　　　　　　　　　　　　考核时间：

（刘　俊　杨冬梅）

学习课件

任务二　门诊处方点评

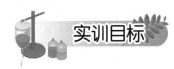

实训目标

1. 掌握《处方管理办法》和《医院处方点评管理规范(试行)》相关内容。
2. 学会处方点评,熟悉处方点评标准,识别不规范处方和用药不适宜处方。
3. 了解超常处方。

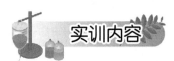

实训内容

一、实训目的

依据《处方管理办法》《医疗机构药事管理规定》和《医院处方点评管理规范(试行)》等开展处方点评实训项目,旨在提高学生安全用药、合理用药意识,学会处方点评等基本技能,奠定在医疗机构药房或零售药店实践基础。

二、实训相关知识

(一)处方的定义和格式

根据《处方管理办法》,处方是指由注册的执业医师和执业助理医师在诊疗活动中根据医疗、预防、保健需要,按照诊疗规范、药品说明书中的药品适应症、药理作用、用法用量、禁忌、不良反应和注意事项等为患者开具的、由取得药学专业技术职务任职资格的药学专业技术人员(简称药师)审核、调配、核对,并作为患者用药凭证的医疗文书。处方包括医疗机构病区用药医嘱单。

处方的格式包括前记、正文和后记三个部分(图 7-5)。

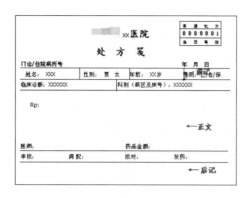

图 7-5 处方的格式

1. 前记　包括医疗机构名称、处方编号、患者姓名、性别、年龄、门诊或住院病历号,科别或病区和床位号、临床诊断、开具日期等,并可添加特殊要求的项目。麻醉药品和第一类精神药品处方还应当包括患者身份证明编号及代办人姓名、身份证明编号。

2. 正文　以 Rp 或 R(拉丁文 Recipe 是"请取"的缩写)标示,分列药品名称、剂型、规格、数量、用法用量。

3. 后记　医师签名或者加盖专用签章,药品金额以及审核、调配,核对、发药药师签名或者加盖专用签章。

(二) 处方点评的目的

处方点评是根据相关法规、技术规范,对处方书写的规范性及药物临床使用的适宜性(用药适应症、药物选择、给药途径、用法用量、药物相互作用、配伍禁忌等)进行评价,发现存在或潜在的问题,制定并实施干预和改进措施,促进临床药物合理应用的过程。处方点评是医院持续医疗质量改进和药品临床应用管理的重要组成部分,是提高临床药物治疗水平、促进合理用药、保障医疗安全的重要手段。

(三) 处方点评的标准

处方点评结果分为合理处方和不合理处方。不合理处方包括不规范处方、用药不适宜处方及超常处方。目前医药信息更新快,药品说明书的更新往往具有滞后性。因此,不可仅凭借说明书草率判定处方合理性,应不断学习,与时俱进,参照新规范、新指南、新共识等更新点评方法。

1. 判断为不规范处方情况

(1) 处方的前记、正文、后记内容缺项,书写不规范或者字迹难以辨认的;

(2) 医师签名、签章不规范或者与签名、签章的留样不一致的;

(3) 药师未对处方进行适宜性审核的(处方后记的审核、调配、核对、发药栏目无审核调配药师及核对发药药师签名,或者单人值班调剂未执行双签名规定);

(4) 新生儿、婴幼儿处方未写明日、月龄的;

药事管理与法规实训

（5）西药、中成药与中药饮片未分别开具处方的；

（6）未使用药品规范名称开具处方的；

（7）药品的剂量、规格、数量、单位等书写不规范或不清楚的；

（8）用法、用量使用"遵医嘱""自用"等含糊不清字句的；

（9）处方修改未签名并注明修改日期，或药品超剂量使用未注明原因和再次签名的；

（10）开具处方未写临床诊断或临床诊断书写不全的；

（11）单张门（急）诊处方超过五种药品的；

（12）无特殊情况下，门诊处方超过 7 日用量，急诊处方超过 3 日用量，慢性病、老年病或特殊情况下需要适当延长处方用量未注明理由的；

（13）开具麻醉药品、精神药品、医疗用毒性药品、放射性药品等特殊管理药品处方未执行国家有关规定的；

（14）医师未按照抗菌药物临床应用管理规定开具抗菌药物处方的；

（15）中药饮片处方药物未按照"君、臣、佐、使"的顺序排列，或未按要求标注药物调剂、煎煮等特殊要求的。

不规范处方如图 7-6、图 7-7、图 7-8、图 7-9 所示。

处方点评：

图 7-6 处方：开具处方未写临床诊断和处方的前记内容缺项。

图 7-7 处方：未使用药品规范名开具处方。

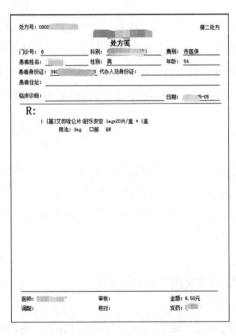

图 7-6　不规范处方

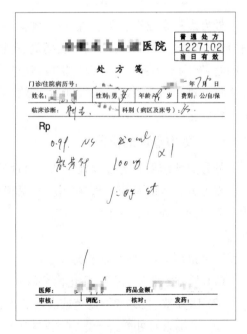

图 7-7　不规范处方

图7-8处方:开具精神药品处方未执行国家有关规定的,第二类精神药品处方一般不得超过7日用量;对于某些特殊情况,处方用量可适当延长,但医师应当注明理由。

图7-9处方:单张门诊处方超过五种药品;门诊处方超过7日用量。

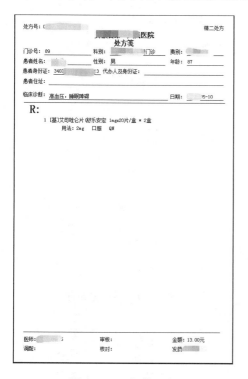

图7-8 不规范处方

图7-9 不规范处方

2. 判断为用药不适宜处方情况

(1) 适应症不适宜的;

(2) 遴选的药品不适宜的;

(3) 药品剂型或给药途径不适宜的;

(4) 无正当理由不首选国家基本药物的;

(5) 用法、用量不适宜的;

(6) 联合用药不适宜的;

(7) 重复给药的;

(8) 有配伍禁忌或者不良相互作用的;

(9) 其他用药不适宜情况的。

用药不适宜处方如图7-10、图7-11、图7-12、图7-13所示。

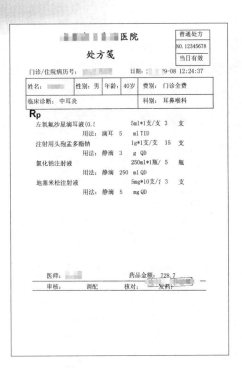

图 7-10　不适宜处方

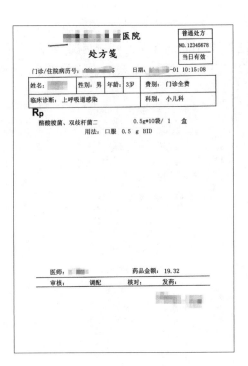

图 7-11　不适宜处方

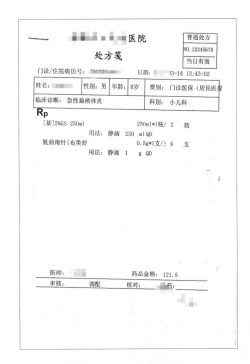

图 7-12　不适宜处方

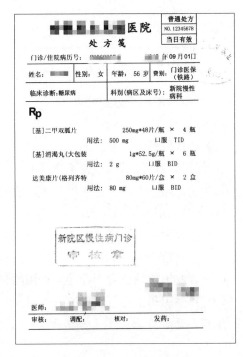

图 7-13　不适宜处方

处方点评：

图 7-10 处方：用法用量不适宜和适应症不适宜。头孢孟多酯钠成人剂量通常是 0.5～1.0 g/4～8 小时，该处方中头孢孟多酯钠静滴的用法用量是每天 3 g，不适宜；该处方诊断为中耳炎，静脉使用地塞米松为适应症不适宜。

图 7-11 处方：适应症不适宜。处方诊断为上呼吸道感染，处方开具治疗急慢性腹泻和消化不良的酪酸梭菌、双歧杆菌二联活菌散。

图 7-12 处方：遴选药品不适宜和用法用量不适宜。处方诊断是急性扁桃体炎，急性扁桃体炎的病原菌主要是革兰阳性球菌，而氨曲南是用于治疗革兰阴性菌感染，所以遴选药品不适宜；氨曲南的半衰期是 1.5～2 小时，处方中给药不适宜。

图 7-13 处方：重复用药。处方中消渴丸为中成药，主要成分是格列本脲，它与格列齐特同属于磺酰脲类降糖药，所以是重复用药。

3. 判断为超常处方情况

（1）无适应症用药；

（2）无正当理由开具高价药的；

（3）无正当理由超说明书用药的；

（4）无正当理由为同一患者同时开具 2 种以上药理作用相同药物的。

超常处方如图 7-14、图 7-15 所示。

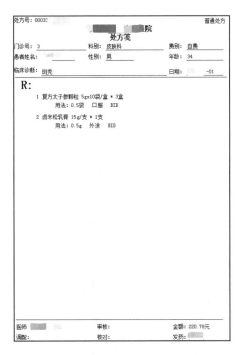

图 7-14 超常处方

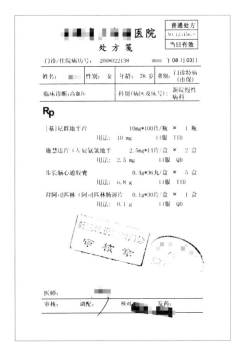

图 7-15 超常处方

处方点评：

图 7-14 处方：无适应症用药。复方太子参颗粒的适应症与患者临床诊断斑秃不相关，可能存在超适应症用药。

图 7-15 处方：无正当理由同时开具 2 种钙离子拮抗药尼群地平片和左旋氨氯地平片。

三、实训所需

1. 专业资料 《处方管理办法》《医疗机构药事管理规定》《医院处方点评管理规范（试行）》《中药处方格式及书写规范》、药品说明书、门诊处方等。

2. 硬件设备 计算机、打印机等。

四、实训要点

（一）实训安排

1. 将学生分成若干小组，每组 5 人左右。

2. 每组随机等间距抽取不同时间内的门诊处方数 10 例以上。

3. 填写《处方点评工作表》（见表 7-2），对点评结果做好书面记录。

4. 召开班级讨论会，每小组派一名代表汇报点评结果情况。

5. 实训考核，门诊处方点评实训考核见表 7-3。

（二）实训注意

1. 利用网络资源查阅相关疾病诊治指南、药物临床应用指导原则和专家共识等更新点评方法。

2. 处方点评坚持科学、公正、务实的原则。

（三）实训流程

门诊处方点评实训流程图如图 7-16 所示。

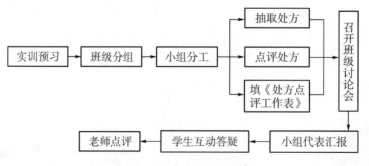

图 7-16 门诊处方点评实训流程图

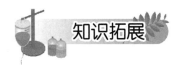

中药注射剂临床使用基本原则

1. 选用中药注射剂应严格掌握适应症,合理选择给药途径。能口服给药的,不选用注射给药;能肌内注射给药的,不选用静脉注射或滴注给药。必须选用静脉注射或滴注给药的应加强监测。

2. 辨证施药,严格掌握功能主治。临床使用应辨证用药,严格按照药品说明书规定的功能主治使用,禁止超功能主治用药。

3. 严格掌握用法用量及疗程。按照药品说明书推荐剂量、调配要求、给药速度、疗程使用药品。不超剂量、过快滴注和长期连续用药。

4. 严禁混合配伍,谨慎联合用药。中药注射剂应单独使用,严禁与其他药品混合配伍使用。谨慎联合用药,如确需联合使用其他药品时,应谨慎考虑与中药注射剂的间隔时间以及药物相互作用等问题。

5. 用药前应仔细询问过敏史,对过敏体质者应慎用。

6. 对老人、儿童、肝肾功能异常患者等特殊人群和初次使用中药注射剂的患者应慎重使用,加强监测。对长期使用的在每疗程间要有一定的时间间隔。

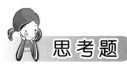

1. 处方点评的目的是什么?

2. 不合理处方包括哪几种情况?

3. 处方点评的依据有哪些?

表7-2　处方点评工作表

医疗机构名称:

点评人:

填表日期:

序号	处方日期(年月日)	年龄(岁)	诊断	药品品种	抗菌药(0/1)	注射剂(0/1)	国家基本药物品种数	药品通用名数	处方金额	处方医师	审核、调配药师	核对、发药药师	是否合理(0/1)	存在问题(代码)
1														
2														
3														
4														
5														
				......										
总计				A=	C=	E=	G=	I=	K=				O=	
平均				B=					L=				P=	
%					D=	F=	H=	J=						

注:

1. 有=1　无=0;结果保留小数点后一位。

A:用药品种总数;　　　　　　　　　B:平均每张处方用药品种数= A/处方总数;

C:使用抗菌药的处方数;　　　　　　D:抗菌药使用百分率= C/处方总数;

E:使用注射剂的处方数;　　　　　　F:注射剂使用百分率= E/处方总数;

G:处方中基本药物品种总数;　　　　H:国家基本药物占处方用药的百分率= G/A;

I:处方中使用药品通用名总数;　　　J:药品通用名占处方用药的百分率=I/A;

K:处方总金额;　　　　　　　　　　L:平均每张处方金额=K/处方总数;

O:合理处方总数;　　　　　　　　　P:合理处方百分率:O/处方总数。

2. 存在问题代码

(1) 不规范处方:

1—1　处方的前记、正文、后记内容缺项,书写不规范或者字迹难以辨认的;

1—2　医师签名、签章不规范或者与签名、签章的留样不一致的;

1—3　药师未对处方进行适宜性审核的(处方后记的审核、调配、核对、发药栏目无审核调配药师及核对发药药师签名,或者单人值班调剂未执行双签名规定);

1—4　新生儿、婴幼儿处方未写明日、月龄的；

1—5　西药、中成药与中药饮片未分别开具处方的；

1—6　未使用药品规范名称开具处方的；

1—7　药品的剂量、规格、数量、单位等书写不规范或不清楚的；

1—8　用法、用量使用"遵医嘱"、"自用"等含糊不清字句的；

1—9　处方修改未签名并注明修改日期,或药品超剂量使用未注明原因和再次签名的；

1—10　开具处方未写临床诊断或临床诊断书写不全的；

1—11　单张门急诊处方超过五种药品的；

1—12　无特殊情况下,门诊处方超过 7 日用量,急诊处方超过 3 日用量,慢性病、老年病或特殊情况下需要适当延长处方用量未注明理由的；

1—13　开具麻醉药品、精神药品、医疗用毒性药品、放射性药品等特殊管理药品处方未执行国家有关规定的；

1—14　医师未按照抗菌药物临床应用管理规定开具抗菌药物处方的；

1—15　中药饮片处方药物未按照"君、臣、佐、使"的顺序排列,或未按要求标注药物调剂、煎煮等特殊要求的。

(2) 用药不适宜处方：

1—1　适应症不适宜的；

1—2　遴选的药品不适宜的；

1—3　药品剂型或给药途径不适宜的；

1—4　无正当理由不首选国家基本药物的；

1—5　用法、用量不适宜的；

1—6　联合用药不适宜的；

1—7　重复给药的；

1—8　有配伍禁忌或者不良相互作用的；

1—9　其他用药不适宜情况的。

(3) 出现下列情况之一的处方应当判定为超常处方：

1—1　无适应症用药；

1—2　无正当理由开具高价药的；

1—3　无正当理由超说明书用药的；

1—4　无正当理由为同一患者同时开具 2 种以上药理作用相同药物的。

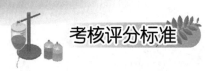 考核评分标准

表7-3 门诊处方点评实训考核评分表

班级：　　　　　姓名：　　　　　学号：　　　　　得分：

项 目	分值	实训考核指标	得分及扣分依据
处方要求 （20分）	10	处方数量符合要求	
	10	处方抽取方法科学	
点评情况 （50分）	5	小组分工合理	
	5	点评内容包含处方书写的规范性及药物临床使用的适宜性	
	10	点评方法科学、分析准确	
	10	点评结果正确、有依据	
	10	《处方点评工作表》填写规范	
	10	记录完整	
汇报情况 （20分）	5	语言表达清晰流畅	
	5	专业用语规范	
	5	点评结论正确	
	5	有总结	
生生互评 （10分）	10	处方点评情况综合得分	
总 分			

监考教师：　　　　　　　　　　　　　　考核时间：

（刘　俊　杨冬梅）

学习课件

任务三 门诊药品调配

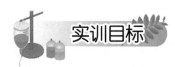

实训目标

1. 掌握处方的组成与格式以及处方调配的相关知识。

2. 学会审核处方和正确调配药品。

3. 了解用药指导,普及合理用药知识。

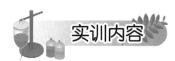

实训内容

一、实训目的

通过门诊药品调配的实训,掌握处方审核、正确调配药品,学会指导患者合理用药,提高用药依从性,降低用药错误发生率,保障医疗质量和医疗安全。使学生认识到药品调配工作每个环节的工作质量对患者药物治疗都将产生影响。

二、实训相关知识

(一)《药品管理法》的相关规定

1. 非药学技术人员不得直接从事药剂技术工作。

2. 依法经过资格认定的药师或者其他药学技术人员调配处方,应当进行核对,对处方所列药品不得擅自更改或者代用。对有配伍禁忌或者超剂量的处方,应当拒绝调配;必要时,经处方医师更正或者重新签字,方可调配。

(二)《医疗机构药事管理规定》的相关规定

1. 医疗机构应当遵循有关药物临床应用指导原则、临床路径、临床诊疗指南和药品说明书等合理使用药物;对医师处方、用药医嘱的适宜性进行审核。

2. 药学专业技术人员应当严格按照《药品管理法》《处方管理办法》《药品调剂质量管理规范》等法律、法规、规章制度和技术操作规程,认真审核处方或者用药医嘱,经适宜性审核后调剂配发药品。发出药品时应当告知患者用法用量和注意事项,指导患者合理用药。为保障患者用药安全,除药品质量原因外,药品一经发出,不得退换。

(三)《处方管理办法》的相关规定

1. 本办法所称处方,是指由注册的执业医师和执业助理医师(以下简称医师)在诊疗活动中为患者开具的、由取得药学专业技术职务任职资格的药学专业技术人员(以下简称药师)审核、调配、核对,并作为患者用药凭证的医疗文书。处方包括医疗机构病区用药医嘱单。

2. 处方书写应当符合下列规则:

(1)患者一般情况、临床诊断填写清晰、完整,并与病历记载相一致。

(2)患者年龄应当填写实足年龄,新生儿、婴幼儿写日、月龄,必要时要注明体重。

(3)字迹清楚,不得涂改;如需修改,应当在修改处签名并注明修改日期。

(4)药品名称应当使用规范的中文名称书写,没有中文名称的可以使用规范的英文名称书写;医疗机构或者医师、药师不得自行编制药品缩写名称或者使用代号;书写药品名称、剂量、规格、用法、用量要准确规范,药品用法可用规范的中文、英文、拉丁文或者缩写体书写,但不得使用"遵医嘱""自用"等含糊不清的字句。

(5)西药和中成药可以分别开具处方,也可以开具一张处方,中药饮片应当单独开具处方。

(6)开具西药、中成药处方,每一种药品应当另起一行,每张处方不得超过5种药品。

(7)中药饮片处方的书写,一般应当按照"君、臣、佐、使"的顺序排列;调剂、煎煮的特殊要求注明在药品右上方,并加括号,如布包、先煎、后下等;对饮片的产地、炮制有特殊要求的,应当在药品名称之前写明。

(8)药品用法、用量应当按照药品说明书规定的常规用法、用量使用,特殊情况需要超剂量使用时,应当注明原因并再次签名。

(9)除特殊情况外,应当注明临床诊断。

(10)开具处方后的空白处画一斜线以示处方完毕。

3. 药品剂量与数量用阿拉伯数字书写,剂量应当使用法定剂量单位。

4. 处方开具当日有效。特殊情况下需延长有效期的,由开具处方的医师注明有效期限,但有效期最长不得超过3天。

5. 处方一般不得超过7日用量;急诊处方一般不得超过3日用量;对于某些慢性病、老年病或特殊情况,处方用量可适当延长,但医师应当注明理由。医疗用毒性药品、放射性药品的处方用量应当严格按照国家有关规定执行。

6. 为门(急)诊患者开具的麻醉药品注射剂,每张处方为一次常用量;控缓释制剂,每张处方不得超过7日常用量;其他剂型,每张处方不得超过3日常用量。

第一类精神药品注射剂,每张处方为一次常用量;控缓释制剂,每张处方不得超过7日常用量;其他剂型,每张处方不得超过3日常用量。哌甲酯用于治疗儿童多动症时,每张处方不得超过15日常用量。

第二类精神药品一般每张处方不得超过7日常用量;对于慢性病或某些特殊情况的患者,处方用量可以适当延长,医师应当注明理由。

7. 为门(急)诊癌症疼痛患者和中、重度慢性疼痛患者开具的麻醉药品、第一类精神药品注射剂,每张处方不得超过3日常用量;控缓释制剂,每张处方不得超过15日常用量;其他剂型,每张处方不得超过7日常用量。

8. 为住院患者开具的麻醉药品和第一类精神药品处方应当逐日开具,每张处方为1日常用量。

9. 对于需要特别加强管制的麻醉药品,盐酸二氢埃托啡处方为一次常用量,仅限于二级以上医院内使用;盐酸哌替啶处方为一次常用量,仅限于医疗机构内使用。

10. 医疗机构应当要求长期使用麻醉药品和第一类精神药品的门(急)诊癌症患者和中、重度慢性疼痛患者,每3个月复诊或者随诊一次。

11. 具有药师以上专业技术职务任职资格的人员负责处方审核、评估、核对、发药以及安全用药指导;药士从事处方调配工作。

12. 药师应当按照操作规程调剂处方药品:认真审核处方,准确调配药品,正确书写药袋或粘贴标签,注明患者姓名和药品名称、用法、用量,包装;向患者交付药品时,按照药品说明书或者处方用法,进行用药交代与指导,包括每种药品的用法、用量、注意事项等。

13. 药师应当认真逐项检查处方前记、正文和后记书写是否清晰、完整,并确认处方的合法性。

14. 药师应当对处方用药适宜性进行审核,审核内容包括:

(1) 规定必须做皮试的药品,处方医师是否注明过敏试验及结果的判定;

(2) 处方用药与临床诊断的相符性;

(3) 剂量、用法的正确性;

(4) 选用剂型与给药途径的合理性;

(5) 是否有重复给药现象;

(6) 是否有潜在临床意义的药物相互作用和配伍禁忌;

(7) 其他用药不适宜情况。

15. 药师经处方审核后,认为存在用药不适宜时,应告知处方医师,请其确认或者重新开具处方。药师发现严重不合理用药或者用药错误,应当拒绝调配,及时告知处方医师,并应当记录,按照有关规定报告。

16. 药师调剂处方时必须做到"四查十对":查处方,对科别、姓名、年龄;查药品,对药名、剂型、规格、数量;查配伍禁忌,对药品性状、用法用量;查用药合理性,对临床诊断。

17. 药师在完成处方调剂后,应当在处方上签名或者加盖专用签章。

三、实训所需

1. **实训场所** 所在地医院门诊药房或模拟医院门诊药房。

2. **实训用品** 药柜、药架、调剂台等配置,西药处方和相关药品,药袋等若干用具。

四、实训要点

(一)实训安排

1. **实训方法** 学生分组,每9人一大组,每3人一小组,分别轮换完成药品调配工作,小组成员分别扮演调配药师、核对药师和患者。

2. **实训步骤**

(1)接收处方:指从患者处接收处方。

(2)审核处方:认真逐项检查处方前记、正文和后记书写是否清晰、完整,确认处方的合法性,并对处方用药适宜性进行审核。

(3)调配处方:由调配药师对审核后的合格处方进行调配、包装、书写药袋并粘贴标签,核对无误后签名或盖章,调配完成后由核对药师核查。

(4)复核处方:核对药师仔细核对所调配的药品与处方是否一致,核对正确无误后,发给患者。

(5)发药:发药时再次核对患者信息并进行用药指导,解答患者有关疑问。药师在完成发药后,应当在处方上签名或者加盖专用签章。

(6)用药指导:发药的同时采取口头、书面材料、实物演示等方式为患者提供用药指导,包括药品的适应症、禁忌证、用法用量、用药时间、用药疗程、注意事项、药品不良反应,以及生活方式指导等。通过询问或请其复述等方式,确认患者或其照护人已理解相关内容,并接受所提建议。

(7)三位同学进行角色互换,按同样方法重新进行实训。

3. **撰写实训报告** 药品调配结束,每人完成1篇实训报告,内容包括实训目的、实训内容、实训结果及体会。报告字数不少于1 000字,实训结束一周内,提交老师。

4. **实训考核** 由实训指导老师对学生的实训完成过程进行考核,实训考核参考见表7-4。

视频7-1 门诊药品调配流程

(二)实训注意

1. **处方审核注意事项** 审核处方要求以《处方管理办法》《药品管理法》等相关法规及《中华人民共和国药典》和相关药品说明书为主要依据。

2. **处方调配的注意事项**

(1)药师调剂处方时必须做到"四查十对"。

(2)调配麻醉药品、精神药品、医疗用毒性药品按相关的法规规定执行。

（3）药品配齐后，逐条核对药名、剂型、规格、数量和用法，准确规范地书写标签，对需特殊贮存条件的药品应加贴醒目标签，以提示患者注意。一张处方调配完再调配下一张处方，要严格遵守操作规程，准确无误、有次序调配。最后，经两人复核无误签字后发出。

（4）发出的药品应注明患者姓名和药品名称、用法、用量，发药时呼叫患者姓名，确认无误后方可发给患者。

（5）药师在完成处方调剂后，应当在处方上签名或者加盖专用签章。

（三）实训流程

门诊药品调配的实训流程如图 7-17 所示。

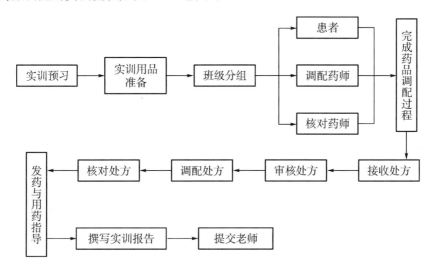

图 7-17 门诊药品调配实训流程图

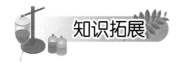

医院自动化调剂设备

医院药房自动化调剂是在医院建立了较为完善的医院信息系统的基础上实现的，目前主要的自动化调剂设备有整盒摆药机，片剂（胶囊）单剂量自动分包摆药机，针剂自动摆药机，麻醉、精神药品及贵重药品自动摆药机等。整盒摆药机主要用于门诊药房，整盒摆药机接收到处方信息后，将整盒（瓶）药品自动从储药系统弹出，经传送系统输送到相应窗口，调剂一张处方的时间不超过15秒。片剂（胶囊）单剂量自动分包摆药机是将一次药量的片剂或胶囊自动包入同一个药袋内的设备，主要用于住院患者单剂量服用药品或门诊整盒发药后零散片剂（胶囊）的包装发放。药片（胶囊）多数是以垂落方式进入分包袋，同时在包装袋上打印患者资料及药品用法、用量等相关信息后自动输出。

思考题

1. 处方审核的内容有哪些？审核的不合理处方如何处理？

2. 如何提高处方审核技能？

3. 调配药品时应注意哪些问题？

4. 如何做好用药指导工作？

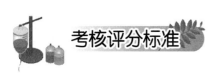 考核评分标准

表7-4 门诊药品调配实训考核评分表

班级：　　　　　　姓名：　　　　　　　学号：　　　　　　　得分：

项　目	分值	实训考核指标	得分及扣分依据
处方审核 （30分）	10	审核处方书写正确性、完整性	
	10	审核处方用药适宜性	
	10	确认处方无误	
处方调配 （40分）	10	调配步骤正确	
	10	做到"四查十对"	
	10	调配结果正确	
	10	用药指导正确	
实训报告 （20分）	20	实训报告内容完整，字数不少于1 000字	
生生互评 （10分）	10	门诊药品调配综合得分	
总　分			

监考教师：　　　　　　　　　　　　　　　考核时间：

（杨冬梅　刘　俊）

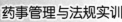

任务四　静脉用药集中调配

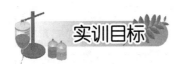

1. 掌握静脉药物医嘱审核、打印标签、贴签摆药、混合调配及成品包装与发放的操作规程。
2. 学会普通静脉药物的调配操作规程。
3. 了解静脉用药集中调配工作的管理。

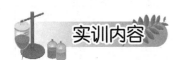

一、实训目的

通过对静脉用药集中调配的实训,掌握静脉药物集中调配的工作流程和具体操作规程,使学生认识到必须严格按照规程进行操作,才能保证成品输液质量和确保临床用药安全、合理、有效。

二、实训相关知识

(一)静脉用药集中调配

静脉用药集中调配,是指医疗机构药学部门根据医师处方或用药医嘱,经药师进行适宜性审核,由药学专业技术人员按照无菌操作要求,在洁净环境下对静脉用药物进行加药混合调配,使其成为可供临床直接静脉输注使用的成品输液操作过程。肠外营养液和危害药品静脉用药应当实行集中调配与供应。

(二)《静脉用药集中调配质量管理规范》的相关规定

1. 药师应当按《处方管理办法》有关规定和《静脉用药集中调配操作规程》审核用药医嘱。
2. 摆药、混合调配和成品输液应当实行双人核对制;集中调配要严格遵守本规范和标准操作规程,不得交叉调配;调配过程中出现异常应当停止调配,立即上报并查明原因。

3. 医嘱经药师适宜性审核后生成输液标签,标签应当符合《处方管理办法》规定的基本内容,并有各岗位人员签名的相应位置。书写或打印的标签字迹应当清晰,数据正确完整。

4. 核对后的成品输液应当有外包装,危害药品应当有明显标识。

5. 成品输液应当置入各病区专用密封送药车,加锁或贴封条后由工人递送。递送时要与药疗护士有书面交接手续。

(三)《静脉用药集中调配操作规程》的相关规定

1. 审核处方或用药医嘱操作规程 药师应逐一审核患者静脉输液处方或医嘱,确认其正确性、合理性与完整性,主要包括以下内容:

(1)形式审查:处方或用药医嘱内容应当符合《处方管理办法》《病例书写基本规范》的有关规定,书写正确、完整、清晰,无遗漏信息。

(2)分析鉴别临床诊断与所选用药品的相符性。

(3)确认遴选药品品种、规格、给药途径、用法、用量的正确性与适宜性,防止重复给药。

(4)确认静脉药物配伍的适宜性。

(5)确认选用溶媒的适宜性。

(6)确认静脉用药与包装材料的适宜性。

(7)确认药物皮试结果和药物严重或者特殊不良反应等重要信息。

(8)对处方或用药医嘱存在疑问或错误的,应当及时与处方医师沟通,请其调整并签名。对用药错误或者不能保证成品输液质量的处方或医嘱应当拒绝调配。

2. 贴签摆药与核对操作规程

(1)摆药前药师应当仔细核查输液标签是否准确、完整,如有错误或不全,应当告知审方药师校对纠正。

(2)将输液标签整齐地贴在输液袋(瓶)上,不得覆盖原始标签。按输液标签所列药品顺序摆药,按其性质、不同用药时间,分批次将药品放置于不同颜色的容器内;按病区、药物性质放置于不同的混合调配区内。

(3)摆药时需检查药品的品名、剂量、规格等是否符合标签内容,同时应当注意药品的完好性及有效期,应双人核对并签名或者盖签章。

(4)将摆好药品的容器通过传递窗送入洁净区操作间,按病区码放于药架(车)上。

3. 静脉用药混合调配操作规程

(1)调配操作前准备

1)在调配操作前30分钟,按操作规程启动洁净间和层流工作台净化系统,并确认其处于正常工作状态,操作间室温控制在18~26 ℃、湿度40%~65%,室内外压差符合规定,操作人员记录并签名。

2)按更衣操作规程,进入洁净区操作间,首先用蘸有75%乙醇的无纺布从上到下、从内到外擦拭层流洁净台内部的各个部位。

① 将摆好药品容器的药车推至层流洁净操作台附近相应的位置；

② 调配前药师应当按输液标签核对药品信息和药品完好性，确认无误后，进入加药混合调配操作程序。

（2）调配操作程序

1）选用适宜的一次性注射器，拆除外包装，旋转针头连接注射器，确保针尖斜面与注射器刻度处于同一方向，将注射器垂直放置于层流洁净台的内侧；

2）用 75％乙醇消毒输液袋（瓶）的加药处，放置于层流洁净台的中央区域；

3）除去西林瓶盖，用 75％乙醇消毒安瓿瓶颈或西林瓶胶塞，并在层流洁净台侧壁打开安瓿；

4）抽取药液时，注射器针尖斜面应当朝上，紧靠安瓿瓶颈口抽取药液，然后注入输液袋（瓶）中，轻轻摇匀；

5）溶解粉针剂，必要时可轻轻摇动（或置振荡器上）助溶，全部溶解混匀后，用同一注射器抽出药液，注入输液袋（瓶）内，轻轻摇匀；

6）调配结束后，再次核对输液标签与所用药品名称、规格、用量，准确无误后在输液标签上签名或者盖签章，标注调配时间，并将调配好的成品输液和空西林瓶、安瓿与备份输液标签及其他相关信息一并放入筐内，以供检查者核对；

7）通过传递窗将成品输液送至成品核对区，进入成品核对包装程序。

4. 成品输液的核对、包装与发放操作规程

（1）成品输液的检查、核对操作规程：

1）检查输液袋（瓶）有无裂纹，输液应无沉淀、变色、异物等；

2）进行挤压试验，观察输液袋有无渗漏现象，尤其是加药处；

3）按输液标签内容逐项核对所用输液和空西林瓶与安瓿的药名、规格、用量等是否相符；

4）核检非整瓶（支）用量的患者的用药剂量和标识是否相符；

5）确认无误后签名或盖签章；

6）核查完成后，空安瓿等废弃物按规定进行处理。

（2）经核对合格的成品输液，用适宜的塑料袋包装，按病区分别整齐放置于有病区标记的密闭容器内，送药时间及数量记录于送药登记本。

（3）将密闭容器加锁或加封条，配送工人及时送至各病区。

三、实训所需

1. 实训场所　医院静脉用药集中调配中心（室）实地或模拟医院静脉用药集中调配中心（室）。

2. 实训用品　药品（静脉使用药物）；75％乙醇，物料（一次性注射器、隔离衣、口罩、帽子和

手套);医院常见静脉用药处方若干组。

四、实训要点

(一)实训安排

1. 实训方法　学生分组,每8人一大组,每2人一小组,每小组分别轮换完成静脉用药集中调配的几项工作,每一大组共同完成整个工作流程。带教老师在静脉用药处方组选择一个静脉用药处方,为学生布置静脉用药集中调配的任务。

2. 实训步骤

(1)医嘱审核与打印标签

1)审核医嘱:确认其正确性、合理性与完整性。审核内容包括医嘱内容的形式审查以及临床用药的适宜性等。

2)打印标签:经药师适宜性审核的处方或用药医嘱打印成输液处方标签(简称输液标签)。核对输液标签,按要求放置于相应容器内。

(2)贴签摆药与核对:按操作规程贴签、摆药、核对、签名。

(3)混合调配:按操作规程进行调配前的准备工作和加药混合调配工作。

(4)成品输液核对与包装发放

1)成品核对:从调配者处接收配制完成的成品输液,按操作规程进行核查。

2)包装与发放:经核对合格的成品输液,按操作规程包装与发放。

视频7-2　静脉输液调配工作流程

3. 撰写实训报告　静脉用药集中调配结束后,每人完成1篇实训报告,内容包括:实训目的、实训内容、实训结果及体会。报告字数不少于1 000字,实训结束一周内,提交老师。

4. 实训考核　由实训指导老师对学生的实训完成过程进行考核,实训考核见表7-5。

(二)实训注意

1. 打印标签注意事项

(1)书写或打印的标签字迹应当清晰,数据正确完整;

(2)按规定应当做过敏性试验或者某些特殊性质药品的输液标签,应当有明显标识;

(3)药师在摆药准备或者调配时需特别注意的事项及提示性注解,如用药浓度换算、非整瓶(支)使用药品的实际用量等。

2. 摆药注意事项

(1)摆药时,确认同一患者所用同一种药品的批号相同;

（2）摆好的药品应当擦拭清洁后，方可传递入洁净室，但不应当将粉针剂西林瓶盖去掉；

（3）每日应当对用过的容器按规定进行整理擦洗、消毒，以备下次使用。

3. 静脉用药混合调配注意事项

（1）不得采用交叉调配流程；

（2）静脉用药调配所用的药物，如果不是整瓶（支）用量，则必须将实际所用剂量在输液标签上明显标识，以便校对；

（3）若有两种以上粉针剂或注射液需加入同一输液时，应当严格按药品说明书要求和药品性质顺序加入；

（4）调配过程中，输液出现异常或对药品配伍、操作程序有疑点时应当停止调配，及时纠正，重新调配并记录。

4. 成品输液包装与发放注意事项

核对后的成品输液应当有外包装，未核对签名的输液不得包装，危害药品应当有明显标识，避光的输液必须加黑色避光袋。成品输液应当置入各病区专用密封送药车，必须加锁或贴封条后由工人递送。

（三）实训流程

静脉用药集中调配的实训流程如图 7-18 所示。

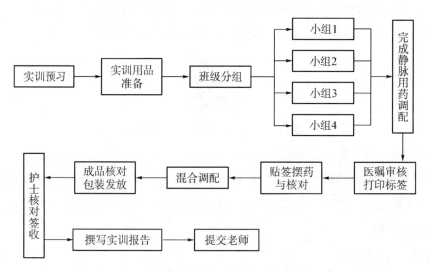

图 7-18 静脉用药集中调配实训流程图

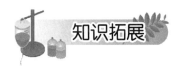

知识拓展

肠外营养和危害药品

肠外营养是经静脉途径供应病人所需要的营养要素,包括能量物质(碳水化合物、脂肪乳剂)、必需和非必需氨基酸、维生素、电解质及微量元素。目的是使病人在无法正常进食的状况下仍可以维持营养状况,使体重增加和创伤愈合,幼儿可维持生长、发育。肠外营养的途径有周围静脉营养和中心静脉营养。肠外营养分为完全肠外营养(total parenteral nutrition,TPN)和部分补充肠外营养(supplementary parenteral nutrition,SPN)。

危害药品是指能产生职业暴露危险或者危害的药品,即具有遗传毒性、致癌性、致畸性,或对生育有损害作用以及在低剂量下可产生严重的器官或其他方面毒性的药品,包括肿瘤化疗药品和细胞毒药品。

视频 7-3　超净配药器的使用

视频 7-4　智能配药机器人配药

思考题

1. 处方审核的具体内容有哪些? 对于审核不适宜处方如何处理?

2. 打印标签时应注意哪些问题? 什么情况下要在标签上加注特殊提示?

3. 静脉用药混合调配需要注意什么?

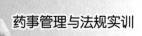
4. 成品输液核对的内容有哪些？

5. 成品包装与发放需要注意哪些？

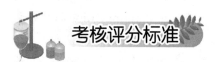

考核评分标准

表7-5 静脉用药集中调配实训考核评分表

班级： 姓名： 学号： 得分：

项　目	分值	实训考核指标	得分及扣分依据
医嘱审核 与打印标签 （15分）	5	审核医嘱书写正确性、完整性	
	5	审核医嘱用药适宜性	
	5	打印输液标签是否准确、完整	
贴签摆药 与核对 （15分）	5	贴签、摆药顺序是否正确	
	10	摆药是否双人核对与签名	
混合调配 （20分）	10	调配操作前准备工作正确	
	10	调配操作程序规范	
成品输液核对 与包装发放 （20分）	10	成品输液的检查、核对操作规范	
	10	成品输液的包装、标记、发放正确	
实训报告 （20分）	20	实训报告内容完整，字数不少于1 000字	
生生互评 （10分）	10	静脉用药调配综合得分	
总　分			

监考教师： 考核时间：

（杨冬梅　刘　俊）

项目八
特殊管理药品的管理

　　我国对麻醉药品、精神药品、医疗用毒性药品、放射性药品、药品类易制毒化学品等实行特殊管理。《药品管理法》《麻醉药品和精神药品管理条例》《药品经营质量管理规范》等对特殊管理的药品的种植、生产、经营和使用等都做了明确规定。

　　麻醉药品和精神药品主要用于镇痛、镇静和催眠等,临床治疗中具有不可替代的作用。但是,麻醉药品和精神药品又具有较强的药物依赖性,不合理使用或者滥用会产生身体依赖或者精神依赖,流入非法渠道会产生严重的社会及公共卫生问题。麻醉药品、精神药品的滥用或未作为药品使用,被称为吸毒。

　　回顾中国近代禁毒屈辱史及新中国成立后强有力的禁毒政策,比较国外新型毒品的泛滥与我国"零容忍"的禁毒形势,彰显出我国社会主义制度的优越性。该项目实训通过"珍爱生命　远离毒品"主题演讲和特殊管理药品零售调研,使学生深刻认识到特殊管理药品的特殊性及管理的必要性,从而提升对特殊管理药品法律规定的认同感,进一步增强爱国主义情怀和制度自信。

学习课件

任务一 "珍爱生命 远离毒品" 主题演讲

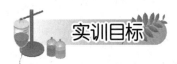

实训目标

1. 掌握"特殊管理药品的管理"的相关专业知识。
2. 学会"珍爱生命 远离毒品"演讲素材和信息来源的收集方法。
3. 了解毒品和麻醉药品、精神药品的区别及毒品的危害。

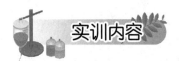

实训内容

一、实训目的

通过查阅相关的专业资料,撰写主题演讲稿并进行"珍爱生命 远离毒品"主题演讲,巩固学生"特殊管理药品的管理"知识,特别是麻醉药品和精神药品管理的专业知识,认识麻醉药品和精神药品滥用的危害,从而提高"珍爱生命 远离毒品"的思想意识,学会自我防范。

二、实训相关知识

(一)麻醉药品、精神药品和毒品

麻醉药品是指对中枢神经有麻醉作用,连续使用、滥用或者不合理使用易产生生理依赖性和精神依赖性,能成瘾癖的药品。精神药品是指直接作用于中枢神经系统,使之兴奋或抑制,连续使用可以产生精神依赖性的药品,并依据对人体产生依赖性和危害人体健康的程度,分为第一类精神药品和第二类精神药品,一旦超范围使用即可成为毒品,因此它的贮存、使用应认真管理,严禁滥用。根据国际公约有关规定,不以医疗为目的,非法使用或滥用的麻醉药品和精神药品即属于毒品。

《中华人民共和国刑法》第三百五十七条规定,毒品是指鸦片、海洛因、甲基苯丙胺(冰毒)、吗啡、大麻、可卡因以及国家规定管制的其他能够使人形成瘾癖的麻醉药品和精神药品。各种

毒品药丸见图8-1,它可以损害人的大脑,影响中枢神经系统功能、血液循环及呼吸系统功能,还会影响正常生殖能力,并使人体免疫功能下降,吸毒的人容易感染各种疾病,严重的则丧失劳动能力,以至死亡。

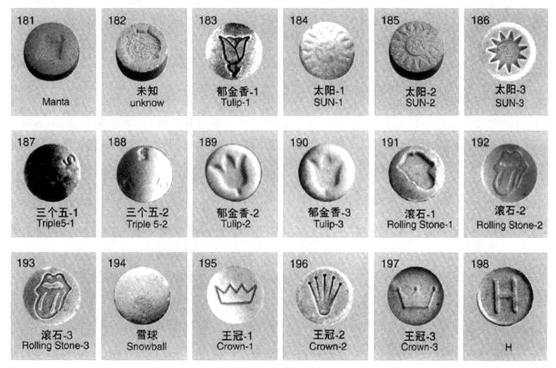

图 8-1　各种毒品药丸

图 8-1 彩图

（二）主题演讲

　　主题演讲是在药学专业教师指导下,由学生分组讨论、查找资料、撰写演讲稿并进行演讲的过程。它为药学专业学生提供了一个学习交流的专业平台。近年来随着信息技术的不断发展和学术需求,主题演讲开展次数增加的同时质量也逐步提高,不仅为广大师生提供有关药物知识,提倡合理用药,也为药学专业学生提供了展示自身专业理论知识、提升自我价值的平台。本次主题演讲应该侧重于报道毒品相关理论知识和案例,具有教育性、学术性和普及性的特点。

（三）演讲内容

　　本次演讲主题"珍爱生命　远离毒品"是国家禁毒委提出的禁毒口号。演讲内容主要围绕毒品的概念及种类、毒品的危害和如何提高自我防范意识等方面内容展开,《中华人民共和国药品管理法》(以下简称《药品管理法》)第三十二条规定,血液制品、麻醉药品、精神药品、医疗用毒性药品、药品类易制毒化学品不得委托生产。《药品管理法》第六十一条规定,疫苗、血液制品、麻醉药品、精神药品、医疗用毒性药品、放射性药品、药品类易制毒化学品等国家实行特殊管理的药品不得在网络上销售。不以医疗为目的,非法使用或滥用的麻醉药品和精神药品即属于毒品。毒品危害包括对身体的危害、对心理的危害、对家庭的危害、对社会的危害等。作为药学专业学生,要结合专业知识,突出毒品对身体的危害主要表现在毒性反应、戒断反应、精神障碍与变态和感染性疾病等方面,提高自我防范意识。

(四) 查阅资料

充分利用专业期刊、报纸、网络等资源,撷取相关信息。网络资料应注意其信息的真实性,比较常用的国内医药学网站有国家医疗保障局、国家药品监督管理局、中华医学会、中国药物警戒、中国临床药师论坛等。也可以从国外医药学报刊、网站翻译一些前沿知识,或者国外指南性质的文献等。

三、实训所需

1. 专业资料 《麻醉药品和精神药品管理条例》《中国药物依赖性杂志》《中国药物滥用防治杂志》《药物不良反应杂志》《中国临床药学杂志》《演讲与口才》和《健康报》等。

2. 网络资源 国家医疗保障局、国家药品监督管理局、中华医学会、中国药物警戒等网站。

3. 硬件设备 计算机、打印机等。

四、实施要点

(一) 实训安排

1. 班级分组 班级分组,每组 5 人左右,小组分工。

2. 查阅资料 查阅相关文献、网页、报纸杂志,收集资料。

3. 分析总结 整理、分析、总结已收集信息,并制作成 PPT。

4. 主题演讲 每组选派 1 名同学上台演讲。

5. 班级互动 参会同学自由提问,小组成员解答。

6. 老师点评。

7. 实训考核 "珍爱生命 远离毒品"主题演讲实训考核见表 8-1。

(二) 实训注意

1. 把握本次演讲主题的定位,侧重于适当的真实案例的报道,具有普及性、学术性等特点。

2. 充分利用专业期刊文献、报纸、网络等资源查阅资料,体现演讲稿真实、全面、严谨等特点。

(三) 实训流程

"珍爱生命 远离毒品"主题演讲实训流程如图 8-2 所示。

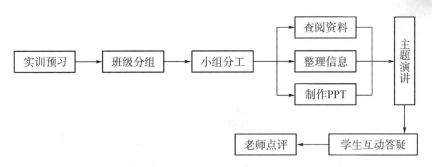

图8-2　"珍爱生命　远离毒品"主题演讲实训流程图

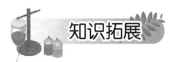

新型毒品

　　新型毒品又称为"合成毒品"或"俱乐部毒品",是以化学合成为主的一类精神药品,它直接作用于人的中枢神经系统,具有兴奋作用、致幻作用或中枢抑制作用,近二十年在中国出现滥用。新型毒品大多为片剂或粉末,吸食者多采用口服或鼻吸式。冰毒、摇头丸等新型毒品的吸食者一般由于在吸食后会出现幻觉、极度的兴奋、抑郁等精神病症状,从而导致行为失控,容易造成暴力犯罪。新型毒品种类繁多,近年来不断变换包装形式,以邮票、贴画、曲奇饼干、神仙水、跳跳糖、彩虹烟、奶茶、迷幻蘑菇和小树枝等名称或物品出现,具体见图8-3和图8-4,让人放松警惕,具有较强的隐蔽性和迷惑性,需不断加强宣传,增强防范意识。

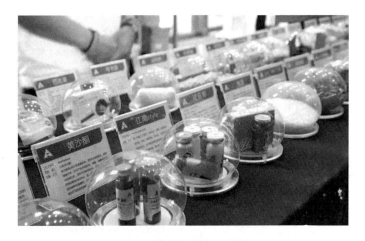

图8-3　各种新型毒品实例一

图8-3彩图

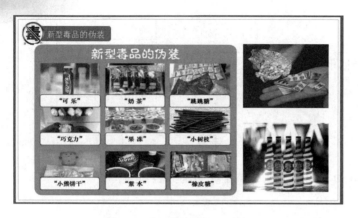

图 8‑4　各种新型毒品实例二　　　图 8‑4 彩图

思考题

1. 为何进行"珍爱生命　远离毒品"主题演讲?

2. 麻醉药品、精神药品和毒品有何区别?

3. 传统毒品与新型毒品有何区别?

4. 如何提高"远离毒品"自我防范意识?

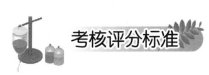考核评分标准

表 8－1　"珍爱生命　远离毒品"主题演讲实训考核评分表

班级：　　　　　　姓名：　　　　　　学号：　　　　　　得分：

项　　目	分值	实训考核指标	得分及扣分依据
演讲风格 （15 分）	5	切合主题	
	10	语言流畅,具有启发性和感染力	
演讲内容 （60 分）	10	毒品的概念、分类和常见品种	
	10	强调毒品的危害	
	5	国家打击毒品交易和使用的相关法律法规	
	10	适当的案例介绍(反面和正面案例)	
	10	远离毒品的方法	
	10	案例来源真实、准确、有标注	
	5	结尾表现主题	
课件制作 （15 分）	10	文字简明扼要	
	5	画面清晰,感官性强	
生生互评 （10 分）	10	演讲内容和展示综合得分	
总　　分			

监考教师：　　　　　　　　　　　　　　　　考核时间：

学生作品展示 8－1　我承诺"珍爱生命　远离毒品"

（何晓丽）

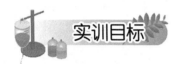

任务二　特殊管理药品零售调研

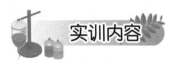

实训目标

1. 掌握《药品管理法》《药品经营质量管理规范》(GSP)及其他法律法规对特殊管理药品管理的相关规定。

2. 熟悉药品零售企业经营特殊管理药品的经营范围。

3. 了解被调查药品零售企业特殊管理药品零售的 GSP 实施现状。

实训内容

一、实训目的

通过参观药品零售药店药品专柜,对药品零售企业特殊管理药品销售情况进行了解,使学生对特殊管理药品的管理及 GSP 实施现状有总体认识,加深对药品经营质量管理相关规定的理解。

二、实训相关知识

(一)特殊管理药品概述

《药品管理法》第六十一条规定,"疫苗、血液制品、麻醉药品、精神药品、医疗用毒性药品、放射性药品、药品类易制毒化学品等国家实行特殊管理的药品不得在网络上销售"。第一百一十二条对特殊管理药品管理进一步明确,即"国务院对麻醉药品、精神药品、医疗用毒性药品、放射性药品、药品类易制毒化学品等有其他特殊管理规定的,依照其规定"。

1. 疫苗　《疫苗管理法》所称疫苗,是指为预防、控制疾病的发生、流行,用于人体免疫接种的预防性生物制品。疫苗作为用于健康人体预防和控制传染性疾病的预防性生物制品,其流通与预防接种的质量安全与维护公众健康密切相关。

2. 血液制品 血液制品,是特指各种人血浆蛋白制品,包括人血白蛋白、人免疫球蛋白、特异性免疫球蛋白、人凝血因子Ⅷ、人凝血酶原复合物、人纤维蛋白原、抗人淋巴细胞免疫球蛋白等。

3. 麻醉药品 麻醉药品是指连续使用后易产生生理依赖性、能成瘾癖的药品。《麻醉药品和精神药品管理条例》所称麻醉药品是指列入麻醉药品目录的药品和其他物质。

《麻醉药品品种目录(2013年版)》共121个品种,其中在我国生产及使用的品种及包括的制剂、提取物、提取物粉共有27个品种,如可卡因、罂粟浓缩物、地芬诺酯、芬太尼、氢可酮、美沙酮、吗啡、阿片、羟考酮、可待因、右丙氧芬、双氢可待因、福尔可定、布桂嗪、罂粟壳等。

4. 精神药品 精神药品是指直接作用于中枢神经系统,使之兴奋或抑制,连续使用可产生依赖性的药品。《麻醉药品和精神药品管理条例》所称精神药品,是指列入精神药品目录的药品和其他物质。

依据精神药品使人体产生的依赖性和危害人体健康的程度,精神药品分为第一类精神药品和第二类精神药品。

《精神药品品种目录(2013年版)》共149个品种,其中第一类精神药品有68个品种,第二类精神药品有81个品种。目录确定的我国生产及使用的第一类精神药品有7个品种,包括哌甲酯、司可巴比妥、丁丙诺啡、γ-羟丁酸、氯胺酮、马吲哚、三唑仑。目录确定的我国生产及使用的第二类精神药品有29个品种,如地西泮、氟西泮、硝西泮、阿普唑仑、艾司唑仑、异戊巴比妥、苯巴比妥、咖啡因、唑吡坦、安钠咖、麦角胺咖啡因片、氨酚氢可酮片、曲马朵、扎来普隆、佐匹克隆等。

5. 医疗用毒性药品 医疗用毒性药品(简称毒性药品),是指毒性剧烈,治疗剂量与中毒剂量相近,使用不当会致人中毒或死亡的药品。现已公布的毒性药品的管理品种分为中药品种和西药品种两大类。毒性药品中药品种,如砒霜、生马钱子、生川乌、生半夏、生巴豆、蟾酥、洋金花及雄黄等27个品种;毒性药品西药品种,如去乙酰毛花苷C、阿托品、洋地黄毒苷、三氧化二砷及毛果芸香碱等13个品种。

6. 药品类易制毒化学品

(1) 易制毒化学品,是指国家规定管制的可用于制造麻醉药品和精神药品的前体、原料和化学配剂等物质,流入非法渠道又可用于制造毒品。

(2) 药品类易制毒化学品,是指《易制毒化学品管理条例》中所确定的麦角酸、麻黄素等物质。

(3) 小包装麻黄素,是指国家药品监督管理部门指定生产的供教学、科研和医疗机构配制制剂使用的特定包装的麻黄素原料药。

目前,药品类易制毒化学品分为两类,即麦角酸和麻黄素等物质。药品类易制毒化学品品种目录(2010版)所列物质有:① 麦角酸;② 麦角胺;③ 麦角新碱;④ 麻黄素、伪麻黄素、消旋麻黄素、去甲麻黄素、甲基麻黄素、麻黄浸膏、麻黄浸膏粉等麻黄素类物质(麻黄素也称为麻黄碱)。

7. 放射性药品 放射性药品是指用于临床诊断或者治疗的放射性核素制剂或其标记药

物。放射性药品与其他药品的不同之处,在于它含有放射性核素,能放射出射线。

8. 兴奋剂 《反兴奋剂条例》所称兴奋剂,是指兴奋剂目录所列的禁用物质等。国际上对禁用物质仍习惯沿用兴奋剂的称谓,因此通常所说的兴奋剂不单指那些有兴奋作用的药物,实际上是对禁用药物和技术的统称。目前兴奋剂品种分为七大类,分别为:① 蛋白同化制剂;② 肽类激素;③ 麻醉药品;④ 刺激剂(含精神药品);⑤ 药品类易制毒化学品;⑥ 医疗用毒性药品;⑦ 其他品种(利尿剂、β受体阻滞剂等)。

9. 含特殊管理药品的复方制剂 含特殊管理药品的复方制剂,从分类管理的角度来看,既有按处方药管理的,也有按非处方药管理的。但是,部分含特殊管理药品的复方制剂(如含麻黄碱类复方制剂、含可待因复方口服溶液、复方地芬诺酯片和复方甘草片),因其所含成分的特性使之具有不同于一般药品的管理风险,如果管理不善导致其从药用渠道流失,则会被滥用或用于提取制毒。

(二)特殊管理药品零售管理

1. 麻醉药品和精神药品的零售管理

(1)《麻醉药品和精神药品管理条例》第三十条规定,"麻醉药品和第一类精神药品不得零售"。第三十一条规定,"经所在地设区的市级药品监督管理部门批准,实行统一进货、统一配送、统一管理的药品零售连锁企业可以从事第二类精神药品零售业务"。其他药品零售企业不得从事第二类精神药品零售活动。

(2)第二类精神药品零售企业应当凭执业医师开具的处方,按规定剂量销售第二类精神药品,并将处方保存2年备查。零售第二类精神药品时,处方应经执业药师或其他依法经过资格认定的药学技术人员复核;第二类精神药品一般每张处方不得超过7日常用量,禁止超剂量或者无处方销售第二类精神药品。

(3)第二类精神药品零售企业不得向未成年人销售第二类精神药品。在难以确定购药者是否为未成年人的情况下,可查验购药者身份证明。

(4)罂粟壳,必须凭盖有乡镇卫生院以上医疗机构公章的医生处方配方使用,不准生用,严禁单味零售,处方保存3年备查。

(5)第二类精神药品经营企业应当在药品库房中设立独立的专库或者专柜储存第二类精神药品,并建立专用账册,实行专人管理。专用账册的保存期限应当自药品有效期期满之日起不少于5年。

(6)《药品经营质量管理规范》第一百六十一条规定,"第二类精神药品、毒性中药品种和罂粟壳不得陈列"。

2. 含特殊药品复方制剂的零售管理 虽然含特殊药品复方制剂不是特殊管理药品,公众在零售药店可以购买,但是根据国家药品监督管理部门的相关规定,部分含特殊药品复方制剂零售有一定的管理限制。

(1)药品零售企业销售含特殊药品复方制剂时,应当严格执行处方药与非处方药分类管理有关规定,复方甘草片、复方地芬诺酯片列入必须凭处方销售的处方药管理,严格凭医师开具的处方销售;除处方药外,非处方药一次销售不得超过 5 个最小包装(含麻黄碱复方制剂另有规定除外)。

(2) 自 2015 年 5 月 1 日起,含可待因复方口服液体制剂(包括口服溶液剂和糖浆剂)已列入第二类精神药品管理。具有经营资质的药品零售企业,销售含可待因复方口服液体制剂时,必须凭医疗机构使用精神药品专用处方开具的处方销售,单方处方量不得超过 7 日常用量。

(3) 复方甘草片、复方地芬诺酯片应设置专柜,由专人管理、专册登记,上述药品登记内容包括:药品名称、规格、销售数量、生产企业、生产批号。

(4) 药品零售企业销售含特殊药品复方制剂时,如发现超过正常医疗需求,大量、多次购买上述药品的,应当立即向当地药品监督管理部门报告。

3. 含麻黄碱类复方制剂的零售管理

(1) 将单位剂量麻黄碱类药物含量大于 30 mg(不含 30 mg)的含麻黄碱类复方制剂,列入必须凭处方销售的处方药管理。药品零售企业必须凭执业医师开具的处方销售上述药品。

(2) 药品零售企业销售含麻黄碱类复方制剂,应当查验购买者的身份证,并对其姓名和身份证号码予以登记,除处方药按处方剂量销售外,一次销售不得超过 2 个最小包装。

(3) 药品零售企业不得开架销售含麻黄碱类复方制剂,应当设置专柜,由专人管理、专册登记,登记内容包括药品名称、规格、销售数量、生产企业、生产批号、购买人姓名、身份证号码。

(4) 药品零售企业发现超过正常医疗需求,大量、多次购买含麻黄碱类复方制剂的,应当立即向当地药品监督管理部门和公安机关报告。

三、实训所需

1. 专业资料　《药品管理法》《药品经营质量管理规范》《麻醉药品和精神药品管理条例》《易制毒化学品管理条例》等法律法规。

2. 实训场所　药品零售药店。

3. 记录工具　相机、计算机和打印机等。

四、实训要点

(一) 实训安排

1. 班级分组　每小组 4～5 人,小组成员分工。

2. 实施调研　分组参观药品零售药店,调研特殊管理药品品种及其实际销售情况。

3. 撰写报告　学生撰写有关药品零售企业特殊管理药品经营管理实施的实践调研报告 1 份,注明调研时间、调研单位名称和企业基本情况等,对企业特殊管理药品经营管理的实施情况进行分析。报告字数不少于 1 000 字,实训结束两周内,提交老师。

4. 小组汇报　小组代表就调研情况做 PPT 汇报。

5. 实训考核　特殊管理药品调研实训考核见表 8-2。

（二）实训注意

1. 实训前充分预习药品管理法规中有关特殊管理药品的管理规定。

2. 调研时保持谦虚、礼貌、认真的态度及良好的纪律，不影响被参观、调研单位的工作秩序及商业活动。

3. 实训过程中注意交通安全及其他安全事项。

（三）实训流程

特殊管理药品零售调研实训流程如图8－5所示。

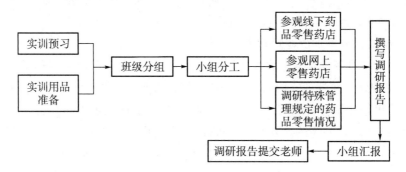

图 8－5　特殊管理药品零售调研实训流程图

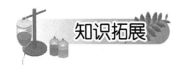

部分含特殊管理药品复方制剂的品种范围

1. 口服固体制剂　每剂量单位：含可待因≤15 mg 的复方制剂；含双氢可待因≤10 mg 的复方制剂；含羟考酮≤5 mg 的复方制剂。

具体品种如下：

（1）阿司待因片；

（2）阿司可咖胶囊；

（3）阿司匹林可待因片；

（4）氨酚待因片；

（5）氨酚待因片（Ⅱ）；

（6）氨酚双氢可待因片；

（7）复方磷酸可待因片；

（8）可待因桔梗片；

（9）氯酚待因片；

（10）洛芬待因缓释片；

（11）洛芬待因片；

（12）萘普待因片；

（13）愈创罂粟待因片。

2. 含可待因复方口服液体制剂（列入第二类精神药品管理）

（1）复方磷酸可待因溶液；

（2）复方磷酸可待因溶液（Ⅱ）；

（3）复方磷酸可待因口服溶液；

（4）复方磷酸可待因口服溶液（Ⅲ）；

（5）复方磷酸可待因糖浆；

（6）可愈糖浆；

（7）愈酚待因口服溶液；

（8）愈酚伪麻待因口服溶液。

3. 复方地芬诺酯片

4. 复方甘草片、复方甘草口服溶液

5. 含麻黄碱类复方制剂

6. 其他含麻醉药品口服复方制剂

（1）复方福尔可定口服溶液；

（2）复方福尔可定糖浆；

（3）复方枇杷喷托维林颗粒；

（4）尿通卡克乃其片。

7. 含曲马朵口服复方制剂

（1）复方曲马朵片；

（2）氨酚曲马朵片；

（3）氨酚曲马朵胶囊。

 思考题

1. 特殊管理药品中哪些药品可在药店零售？

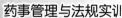

2. 特殊管理药品零售管理规定有哪些?

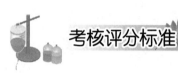考核评分标准

表 8-2　特殊管理药品调研实训考核评分表

班级:　　　　　　姓名:　　　　　　学号:　　　　　　得分:

项目	分值	实训考核指标	得分及扣分依据
调研报告字数 (20分)	20	调研报告字数不少于1 000字	
调研报告内容 (60分)	10	标注调研时间和调研单位,调研单位不少于2家	
	30	药品零售企业特殊管理药品经营管理的实施情况,包括特殊管理的药品经营品种及其实际销售情况	
	10	指出特殊管理药品零售存在的问题 提出解决问题的方法和措施	
	10	调研总结	
小组汇报 (10分)	10	小组代表就调研情况做PPT汇报	
生生互评 (10分)	10	调研情况汇报综合评分	
总分			

监考教师:　　　　　　　　　　　　　　　　　　　　考核时间:

(蔡聪艺)

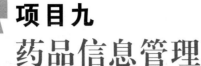

项目九
药品信息管理

　　药品信息是指有关药品和药品活动的特征和变化的信息。药品信息包括两方面：一是有关药品自身特征、特性和变化方面的信息；二是有关药品活动方面的信息。简言之，所有与药品有关的信息都属于药品信息的范围，是临床合理用药的依据。药品标识物作为药品的重要组成部分，是药品外在质量的重要体现，也是药品信息的重要载体。

　　药品标识物包括药品的包装、标签和说明书。《药品管理法》规定："药品包装应当按照规定印有或者贴有标签并附有说明书"。标签和说明书作为药品包装的一个组成部分，是传递药品信息、指导医疗专业人员和消费者用药选择的重要资料之一。而药品信息的传递也同其他的商品一样，可以采用药品广告的形式传播，但是有更加严格的规定，本项目实训在充分了解药品信息管理的基础上，重点开展药品标识物的调查、收集、归类，以及药品广告的审批流程等相关内容的实训。

任务一　药品标签和说明书实例讨论分析

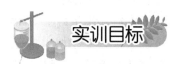

实训目标

1. 掌握《药品管理法》和《药品说明书和标签管理规定》中对药品标签和药品说明书的文字、内容及格式等管理规定。

2. 学会识别药品内标签、外标签和药品说明书。

3. 了解药品标签和药品说明书的实际应用。

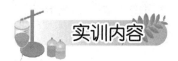

实训内容

一、实训目的

通过对药品标签和说明书实例的讨论分析,掌握药品标签、说明书的文字、格式和内容要求,熟悉药品标识物管理的相关法律法规,并能应用相关法律法规判别其是否规范。

二、实训相关知识

(一)药品标签及说明书相关管理规定

《药品管理法》第四十九条明确规定:药品包装应当按照规定印有或者贴有标签并附有说明书。

标签或者说明书应当注明药品的通用名称、成分、规格、上市许可持有人及其地址、生产企业及其地址、批准文号、产品批号、生产日期、有效期、适应症或者功能主治、用法、用量、禁忌、不良反应和注意事项。标签、说明书中的文字应当清晰,生产日期、有效期等事项应当显著标注,容易辨识。

麻醉药品、精神药品、医疗用毒性药品、放射性药品、外用药品和非处方药的标签、说明书,应当印有规定的标志。

药品标签应当以说明书为依据,其内容不得超出说明书的范围,不得印有暗示疗效、误导使用和不适当宣传产品的文字和标识。药品包装必须按照规定印有或者贴有标签,不得夹带其他任何介绍或宣传产品、企业的文字、音像及其他资料。

药品说明书内容应当以国家药品监督管理局核准或获准修改的药品说明书为准,不得擅自增加和删改原批准的内容。药品生产企业生产供上市销售的最小包装必须附有说明书。

(二)药品标签和说明书的形式和内容

1. 药品标签　药品标签是指药品包装上印有或者贴有的内容,分为内标签和外标签。药品内标签指直接接触药品的包装的标签,外标签指内标签以外的其他包装的标签。

(1)内标签:应当包含药品通用名称、适应症或者功能主治、规格、用法用量、生产日期、产品批号、有效期、生产企业等内容。

内标签因包装尺寸过小无法全部标明上述内容的,至少应当标注药品通用名称、规格、产品批号、有效期等内容;因特殊情况内标签印制通用名称、规格、生产批号和有效期确有困难的,药品生产企业应当向国家药品监督管理局提出申请,同意后方可减少标注内容。

中成药内标签见图9-1所示,化学药品内标签见图9-2所示。

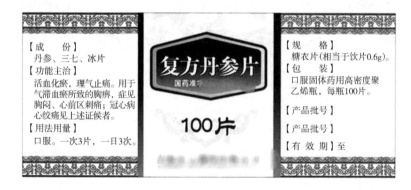

图9-1　复方丹参片内标签

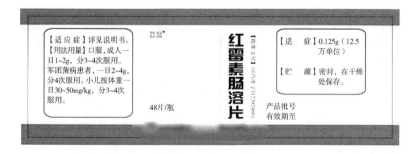

图9-2　红霉素肠溶片内标签

（2）外标签：应当注明药品通用名称、成分、性状、适应症或者功能主治、规格、用法用量、不良反应、禁忌、注意事项、贮藏、生产日期、产品批号、有效期、批准文号、生产企业等内容。

适应症或者功能主治、用法用量、不良反应、禁忌、注意事项不能在外标签全部注明的，应当标出主要内容并注明"详见说明书"字样。

化学药品外标签见图 9-3 所示，中成药外标签见图 9-4 所示。

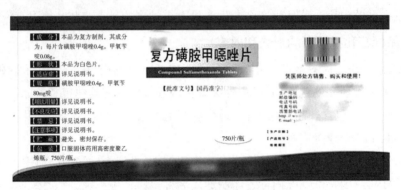

图 9-3　复方磺胺甲噁唑片外标签

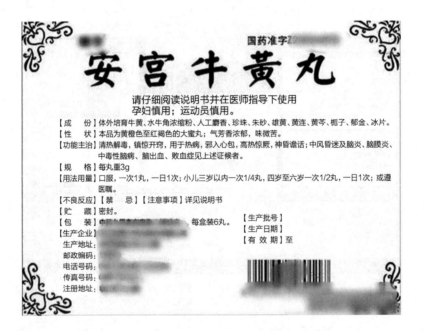

图 9-4　安宫牛黄丸外标签

（3）中药饮片的标签：中药饮片的标签必须注明品名、规格、产地、生产企业、产品批号、生产日期，实施批准文号管理的中药饮片还必须注明药品批准文号。

（4）专用标识的管理：麻醉药品、精神药品、医疗用毒性药品、放射性药品、外用药品和非处方药品等国家规定有专用标识的药品，标签必须印有规定的标识。麻醉药品的标志：蓝色正方形内有白色的圆形,圆形内有一个"麻"字,并有 2 道白色横条。精神药品的标志:由 2 个白色和 2 个绿色的小方块交错拼成的一个大的方形。"精神药品"4 个字分别在 4 个小方块内,白色方块内是绿字,绿色方块内是白字。毒性药品的标志:黑色的圆形内有一个白色的"毒"字。放射性药品的标志:大的圆形内套一个红色小圆形,红色小圆形有黄色的边,大圆形是由红、黄相间的颜色组成,分成 6 均份,红、黄各 3 份。外用药品的标志:红色的正方形内有一个白色的"外"字。非处方药品的标志:红色横的椭圆形内有"OTC"三个字母,是甲类非处方药。绿色横的椭圆形内有"OTC"三个字母,是乙类非处方药,各种药品专用标识见图 9-5 所示。

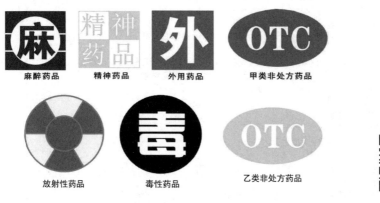

图 9-5　各种药品专用标识　　　　　图 9-5 彩图

2. 药品说明书

(1) 药品说明书的文字:表述应当科学、规范、准确。标识应当清楚醒目。文字应当使用国家语言文字工作委员会公布的规范化汉字,增加其他文字对照的,应当以汉字表述为准,加注警示语。非处方药(OTC)说明书应使用容易理解的文字表述,以便患者自行判断、选择和使用。

(2) 药品说明书应包含的基本内容:药品名称、成分、性状、适应症、规格、用法用量、不良反应、禁忌、注意事项、孕妇及哺乳期妇女用药、儿童用药、老年用药、药物相互作用、药物过量、临床试验、药理毒理、药代动力学、贮藏、包装、有效期、执行标准、批准文号、生产企业等。

药品说明书内容应列出全部活性成分或组方中的全部中药药味。注射剂和非处方药应列出所用的全部辅料名称。药品处方中含有可能引起严重不良反应成分或者辅料的,应当予以说明。

中成药说明书见图 9-6 所示,化学药品说明书见图 9-7 所示。

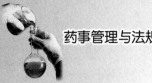

核准日期： 年 月 日

复方丹参片说明书
请仔细阅读说明书并在医师指导下使用。
孕妇慎用。

【药品名称】
通用名称：复方丹参片
汉语拼音：Fufang Danshen Pian
【成　　份】丹参、三七、冰片。
【性　　状】本品为薄膜衣片，除去包衣后显棕色至棕褐色；气芳香，味微苦。
【功能主治】活血化瘀，理气止痛。用于气滞血瘀所致的胸痹，症见胸闷、心前区刺痛；冠心病心绞痛见上述证候者。
【规　　格】每片重0.32g(相当于饮片0.6g)
【用法用量】口服。一次3片，一日3次。
【不良反应】尚不明确。
【禁　　忌】尚不明确。
【注意事项】孕妇慎用。
【贮　　藏】密封。
【包　　装】口服固体药用到密度聚乙烯瓶；100片/瓶×1瓶/盒。
【有 效 期】36个月。
【执行标准】《中国药典》2010年版一部。
【批准文号】国药准字Z▮▮▮▮▮▮▮
【生产企业】
企业名称：▮▮▮▮▮▮▮▮▮
生产地址：▮▮▮▮▮▮▮▮▮
邮政编码：▮▮▮▮▮▮▮▮▮
电话号码：▮▮▮▮▮▮▮▮▮
传真号码：▮▮▮▮▮▮▮▮▮
注册地址：▮▮▮▮▮▮▮▮▮

图 9-6　复方丹参片说明书

(三) 药品标签和说明书实例讨论分析

案情简介：某省药品监督管理局在日常监督检查中，在 B 药品批发企业冰箱内发现该企业购进 A 药品生产企业生产的"人血白蛋白"99 瓶，每瓶内包装标签载明："批准文号：国药准字 S1097008，规格：20％·5 g"。每瓶内装"人血白蛋白使用说明书"一份，载明："批准文号：国药准字 S1097009，规格：蛋白浓度 20％，装量为 10 g/瓶"，明显与包装标签不符。

问题：试分析该企业的行为违反了药品标签和说明书管理哪些规定？

分析：本案中药品标签上的批准文号与药品规格与使用说明书不一致，违反了《药品管理法》第九十八条的规定：禁止生产、销售、使用假药、劣药。"其他不符合药品标准规定的"，按劣药论处；还违反了《药品说明书和标签管理规定》第三条"药品说明书和标签由国家食品药品监督管理局予以核准。药品的标签应当以说明书为依据，其内容不得超出说明书的范围"的规定。

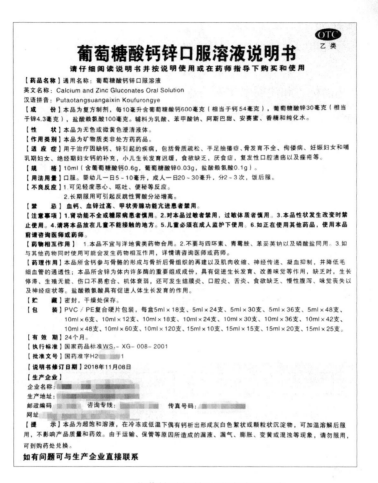

图 9－7　葡萄糖酸钙锌口服溶液说明书

三、实训所需

1. 专业资料　《药品管理法》《药品说明书和标签管理规定》等。

2. 实训用品　中成药、化学药品等常用药品标签和说明书等

四、实训要点

（一）实训安排

1. 班级分组　每组 5 人左右,小组内部分工。

2. 收集药品标识物　每小组分别收集不少于 10 种中成药、化学药品等常用药品的标签和说明书,其中外用药和非处方药专用标识不少于 2 种。

3. 撰写分析报告　依据《药品管理法》和《药品说明书和标签管理规定》等相关法律法规内容,对标签、说明书进行比较、分析。撰写分析总结,不少于 1 000 字,一周内将总结提交给老

师,小组所有成员签名。

4. 小组汇报 召开班级讨论会,每组选派1名同学发言。

5. 教师点评。

6. 实训考核 药品标签和说明书实例讨论分析实训考核见表9-1。

(二)实训注意

1. 药品类别和药品剂型的选择要有代表性。

2. 对需要专用标识的"特殊管理药品"的标签或药品说明书收集不作要求。

(三)实训流程

药品标签和说明书实例讨论分析实训流程如图9-8所示。

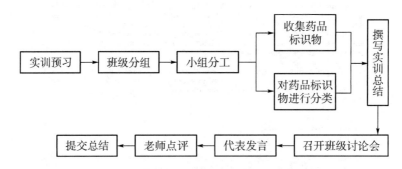

图9-8 药品标签和说明书实例讨论分析实训流程图

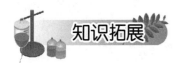

药品追溯码

药品追溯是通过药品的电子监管系统,对药品的生产和流通环节进行全程监管,出现问题就可以进行责任追溯的系统。消费者在药品追溯平台可以方便地查询商品真伪;在药品社会事件爆发时,也可以第一时间追溯到源头。

图9-9 药品追溯码标识样本

药品追溯码是用于唯一标识药品各级销售包装单元的代码,由一列数字、字母和(或)符号组成,代码长度为20个字符,其中前7位为药品标识码。药品追溯码的载体可以选择一维条码、二维条码或RFID标签等,可被设备和人眼识读(如图9-9)。消费者可以从中获得的信息有:药品通用名称、剂型、规格、药品批准文号、生产企业、生产日期、有效期等。追溯码扫描实例如图9-10和图9-11所示。

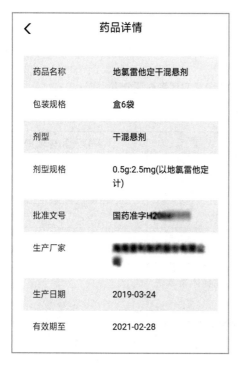

图 9-10　药品追溯码扫描实例一

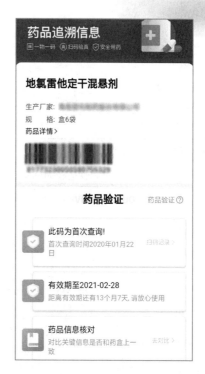

图 9-11　药品追溯码扫描实例二

思考题

1. 我国对药品标签、说明书的格式和内容有哪些基本要求?

2. 国家规定有专用标识的药品有哪些?

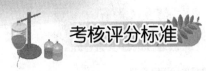

考核评分标准

表 9 - 1 药品标签和说明书实例讨论分析实训考核评分表

班级：　　　　　　姓名：　　　　　　学号：　　　　　　得分：

项　目	分值	实训考核指标	得分及扣分依据
总结报告 （50分）	10	收集药品标签和说明书数量符合要求	
	10	类别包含中成药、化学药品,剂型不少于3种	
	10	总结字数符合要求	
	15	对药品标签和说明书有比较、有讨论、有分析	
	5	查找药品标签和说明书是否存在问题,若存在,对存在问题依据相关法律法规具体条款进行分析	
讨论会 小组表现 （40分）	20	小组发言代表语言流畅,思路清晰,主题明确	
	10	小组成员积极配合,体现团队合作精神	
	10	总结和体会	
生生互评 （10分）	10	小组间互相评分	
总　分			

监考教师：　　　　　　　　　　　　考核时间：

（郑枝花）

学习课件

任务二　药品广告批准文号的审批

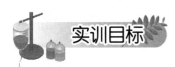

实训目标

1. 掌握药品广告批准文号的受理与审查程序。
2. 学会药品广告审查表的填写。
3. 了解违法药品广告的监督和相应的法律责任。

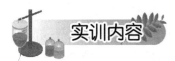

实训内容

一、实训目的

通过角色扮演法模拟药品广告批准文号的审核批准过程,掌握药品广告批准文号的审核过程、审查发布标准、审查办法;熟悉对违法药品广告的监督管理、法律责任;了解药品广告批准文号的格式、有效期,使学生能够掌握药品广告相关监督管理规定。

二、实训相关知识

(一)药品广告概念

药品广告是指利用各种媒介或者形式发布的含有药品名称、药品适应症(功能主治)或者与药品有关的其他内容的以药品销售为目的的广告。

(二)药品广告审查的相关知识

1. 药品广告监督、审查机关　国家市场监督管理总局负责组织指导药品广告审查工作。各省、自治区、直辖市市场监督管理部门、药品监督管理部门(以下称广告审查机关)负责药品广告审查,依法可以委托其他行政机关具体实施广告审查。

2. 药品广告审查依据　通过药品广告审查方可获得药品广告批准文号,审查依据:①《中华人民共和国广告法》;②《中华人民共和国药品管理法》;③《中华人民共和国药品管理法实施条例》;④《药品、医疗器械、保健食品、特殊医学用途配方食品广告审查管理暂行办法》;⑤ 国家有关广告管理的其他规定。药品广告符合以上法律法规及有关规定的,方可通过审查。

3. 申请药品广告批准文号的程序

(1) 申请人条件:药品广告批准文号的申请人必须是具有合法资格的药品生产企业或者药品经营企业。药品经营企业作为申请人的,必须征得药品生产企业的同意。本省行政区域内的药品生产企业申请药品广告批准文号,应向省级市场监督管理部门提出。申请进口药品广告批准文号,应向进口药品代理机构所在地的药品广告审查机关提出。

(2) 申请流程

① 受理:申请人登录官方网站在线填写并提交申请材料或现场提交申请材料,窗口工作人员审查申请材料,对申请材料齐全且符合法定形式的,出具《受理决定书》;申请材料不齐全或不符合法定形式的,通过网上或者当场一次性告知需要补正的全部内容。

② 审查:审查人员审核申请材料内容,提出审批意见。

③ 决定:符合发证条件的,决定予以许可并送达《准予许可决定书》;不符合发证条件的,决定不予许可并下达《不予行政许可决定书》。对不予许可的应说明理由,并告知申请人依法享有申请行政复议或提起行政诉讼的权利。

④ 办结:打印证书、文书,资料归档。

⑤ 送达:推送电子文书,由申请人自行下载打印,或根据企业填报的要求通过邮寄或窗口领取方式送达《准予许可决定书》或《不予行政许可决定书》。窗口领取的应在送达回执上签字。

省、自治区、直辖市药品监督管理部门应当自收到有关材料之日起 7 个工作日内作出是否核发药品广告批准文号的决定;对审查合格的药品广告,核发药品广告批准文号的,应当同时报国务院市场监督管理部门备案。并将审批的《药品广告审查表》送同级广告监督管理机关(同级人民政府工商行政管理部门)备案。具体办法由国务院药品监督管理部门制定。

发布进口药品广告,应当依照前款规定向进口药品代理机构所在地省、自治区、直辖市人民政府药品监督管理部门申请药品广告批准文号。

经批准的药品广告,在发布时不得更改广告内容。药品广告内容需要改动的,应当重新申请药品广告批准文号。

4. 申请药品广告批准文号需提供的审查资料　申请药品广告批准文号,应当提交《药品广告审查表》(见附件1),并附与发布内容一致的样稿(样片、样带)和药品广告申请的电子文件,同时提交以下真实、合法、有效的证明文件:① 申请人的药品生产许可证或药品经营许可证复印件;② 申请人的营业执照复印件;③ 申请人是药品经营企业的,需要提供药品生产企业同意其作为申请人的证明文件原件;④ 代办人代为申请药品广告批准文号的,应提交申请人的委托书原件和代办人的营业执照复印件;⑤ 药品批准证明文件(含《进口药品注册证》《医药产品注册证》)复印件、批准的说明书复印件和实际使用的标签及说明书;⑥ 非处方药广告需提交非处方药审核登记证书复印件或相关证明文件的复印件;⑦ 申请进口药品广告批准文号的,应提交进口药品代理机构的相关资格证明文件的复印件;⑧ 广告中涉及药品商品名称、注册商标、专利等内容的,应提交相关有效证明文件的复印件及其他确认广告内容真实性的证明文件。以上规定的证明文件复印件,均需加盖证件持有单位的印章。

药品广告批准文号申请需提供的申请材料清单见附件1。

5. 申请药品广告批准文号不予受理的情形　① 提供虚假材料,申请药品广告审批,被药品广告审查机关在受理时发现的,1 年内不受理该企业、该品种的广告审批申请。② 提供虚假材料,申请药品广告审批,获得药品广告批准文号,药品广告审查机关在发现后应撤销该药品广告批准文号,3 年内不受理该企业、该品种的广告审批申请。③ 篡改经批准的药品广告内容进行虚假宣传的,由药品广告监督管理部门责令立即停止该药品的广告发布,同时撤销该药品的广告批准文号,1 年内不受理该药品的广告审批申请。④ 撤销药品广告批准文号行政程序正在执行中的。

6. 药品广告批准文号的格式及有效期　① 药品广告批准文号的格式:药品广告批准文号为"×药特广审(视)第 000000—00000 号""×药特广审(声)第 000000—00000 号""×药特广审(文)第 000000—00000 号"。其中"×"为各省、自治区、直辖市的简称。"000000—00000"由 11位数字组成,前 6 位代表广告批准文号失效年月日(年份仅显示后 2 位),后 5 位代表广告批准序号。"视""声""文"代表用于广告媒介形式的分类代号。② 药品广告批准文号的有效期与产品注册证明文件、备案凭证或者生产许可文件最短的有效期一致。产品注册证明文件、备案凭证或者生产许可文件未规定有效期的,广告批准文号有效期为两年。

三、实训所需

1. 专业资料　《中华人民共和国广告法》《药品、医疗器械、保健食品、特殊医学用途配方食品广告审查管理暂行办法》等。

2. 网络资源　国家药品监督管理局和所在地药品监督管理局等网站。

3. 角色扮演　模拟药品广告批准文号的审核批准过程;模拟申请药品广告批准文号所报送的资料。

4. 硬件设备　计算机、打印机等。

四、实训要点

(一)实训安排

1. 组织实训阶段

(1) 将全班学生分成若干小组,每组以 5～6 人为宜。

(2) 小组内推荐组织能力相对较强的一名学生任组长,负责组内工作的分工和协调。

(3) 小组内推荐写作能力较强的一名学生,负责实训角色扮演剧本的撰写工作。

(4) 小组内推荐电脑操作能力较强的一名学生,负责制作本组剧本的 PPT、角色扮演的配乐、角色扮演的背景图片等。

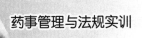

（5）小组内推荐擅长表演的学生若干名，负责排演药品广告审批的小品。

2. 角色分配阶段　根据需要设有药监部门管理人员、企业报送资料人员、资料准备人员等。

3. 剧情演绎阶段　以组为单位抽签决定表演的先后顺序，按事先编写的剧本当场进行表演；表演结束后，小组内成员对本组的表演进行总结；全班同学对其中的角色进行交流和讨论，指出其成功与不足之处，并说出自己的收获。

4. 总结评价阶段　以组为单位设计出药品广告批准文号审批的程序流程图，纸质稿全组成员签名。

要求每组学生2周内完成药品广告批准文号的审批流程图1份，做到清晰、简洁、明了，相关材料文字描述应全面，提交老师纸质版。

5. 实训考核　药品广告批准文号的审批实训考核见表9-2。

（二）实训注意

1. 学生分组以自由组合为原则，但应考虑到彼此特长和爱好的互补性。

2. 涉及药品广告申请程序、资料准备等内容应由全组同学一起商榷。

3. 药品广告批准文号的审批流程图，一般要求用框架图表示，图中需要填写具体材料的请用相关材料表述，并在流程图下面注明该相关材料具体包含哪些材料。

（三）实训流程

药品广告批准文号的审批实训流程如图9-12所示。

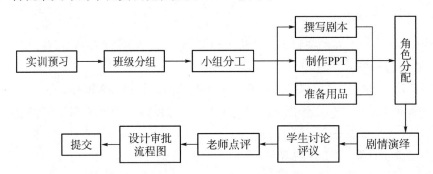

图9-12　药品广告批准文号的审批实训流程图

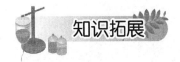

不得发布和限制发布广告的药品

《药品、医疗器械、保健食品、特殊医学用途配方食品广告审查管理暂行办法》规定不得发布广告的药品有：

（一）麻醉药品、精神药品、医疗用毒性药品、放射性药品、药品类易制毒化学品，以及戒毒治疗的药品、医疗器械；

（二）军队特需药品、军队医疗机构配制的制剂；

（三）医疗机构配制的制剂；

（四）依法停止或者禁止生产、销售或者使用的药品、医疗器械、保健食品和特殊医学用途配方食品；

（五）法律、行政法规禁止发布广告的情形。

《中华人民共和国药品管理法》规定处方药可以在卫健委和国家药品监督管理局共同指定的医学、药学专业刊物上发布广告，但不得在大众传播媒介发布广告或者以其他方式进行以公众为对象的广告宣传。不得以赠送医学、药学专业刊物等形式向公众发布处方药广告。

 思考题

1. 申请药品广告批准文号应提交的材料有哪些？

2. 药品广告的审查依据有哪些？

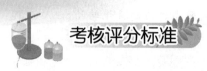考核评分标准

表 9-2 药品广告批准文号的审批实训考核评分表

班级: 姓名: 学号: 得分:

项　目	分值	操作实施要点	得分及扣分依据
角色扮演过程（40分）	10	主要角色齐备	
	10	语言流利、清晰	
	20	剧情内容设计合理	
模拟申报材料准备（20分）	5	药品生产许可证模拟复印件	
	5	药品经营许可证模拟复印件	
	5	营业执照模拟复印件	
	5	其他相关证明文件的模拟复印件	
审批的程序流程图（30分）	10	审批的程序流程图表述	
	10	顺序合理无误	
	10	需报送资料填写齐备	
生生互评（10分）	10	小组间互相评分	
总　分			

附件1

广告审查表

一、申请人信息

名称		统一社会信用代码/身份证明号码	
住所地址		邮政编码	
法定代表人		联系人	
联系人电子邮箱地址		联系人手机号码	

申请人签章:

申请日期: 年   月   日

二、产品及生产许可信息

产品分类	药品	□处方药
		□非处方药
	□医疗器械	是否推荐给个人自用:□是　□否
	□保健食品	
	特殊医学用途配方食品	□特定全营养配方食品
		□其他类别特殊医学用途配方食品

产品注册或者备案文件及生产许可证信息

产品名称	产品名称	
	通用名称	
	商品名称	
	外文名称	
产品注册证(备案凭证)编号		
持有人信息	产品注册证(备案凭证)持有人名称	
	持有人统一社会信用代码等证照编号	
	持有人住所地址	
进口产品	进口代理人名称	
	进口代理人统一社会信用代码	
	进口代理人住所地址	
	生产地	
国产产品	生产许可证主体名称	
	生产许可证主体统一社会信用代码	
	生产许可证主体住所地址	

注:广告中出现多个产品,可参照样式另行加页填报。

三、广告信息

广告类别	□视频	时长		秒	
	□音频	时长		秒	
	□图文				
计划发布媒介(场所)	□国务院卫生行政部门和国务院药品监督管理部门共同指定的医学、药学专业刊物				
	□电视	□广播		□电影	
	□报纸	□期刊		□非报刊类印刷品	
	□互联网	□户外		□其他	

四、委托代理人信息

(一)委托代理人为自然人情形

姓名		手机号码	
身份证明		身份证明	
证件类型		证件号码	
电子邮箱地址			

注:身份证明证件类型包括居民身份证、军官证、警官证、外国(地区)护照、其他有效证件。

(二)委托代理人为法人或其他组织情形

名称		统一社会信用代码	
住所地址		邮政编码	
法定代表人		联系人	
联系人电子邮箱地址		联系人手机号码	

五、申请材料清单(材料附后)

序号	申请材料名称	有效期限截止日期
1	□广告样件	—
2	申请人主体资格相关材料	
2-1	□申请人的主体资格相关材料,或者合法有效的登记文件	至　年　月　日
2-2	□授权文件——产品注册证明文件或者备案凭证持有人同意生产、经营企业作为申请人	至　年　月　日
2-3	□申请人委托代理人的委托书	至　年　月　日
2-4	□申请人委托代理人的主体资格相关材料	至　年　月　日
3	产品注册备案相关材料	
3-1	□产品注册证书或者备案凭证	至　年　月　日
3-2	□注册或者备案的产品标签	同上

续表

序号	申请材料名称	有效期限截止日期			
3-3	□注册或者备案的产品说明书	同上			
3-4	□申请人的生产许可证	至	年	月	日
4	广告中涉及的知识产权相关有效证明材料				
4-1	□商标注册证明	至	年	月	日
4-2	□专利证明	至	年	月	日
4-3	□著作权证明	至	年	月	日
4-4	□其他知识产权相关证明	至	年	月	日
5	□其他材料	至	年	月	日

说明:仅勾选提交的申请材料,各项材料只需提供一份。

(郏枝花)

学习课件

任务三 药品通用名、药品商品名及药品注册商标的调研

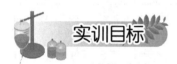实训目标

1. 掌握药品名称、说明书、标签合规要求和药品标识物等相关内容。
2. 学会识别药品标识物中的药品通用名、药品商品名及药品注册商标。

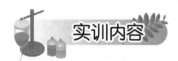实训内容

一、实训目的

通过收集药品标识物并对其按药品通用名、药品商品名及药品注册商标归类整理,使学生能够运用相关专业知识对药品通用名、药品商品名及药品注册商标有所认识与区别,从而进一步巩固药品名称、说明书、标签合规要求和药品标识物等理论知识。

二、实训相关知识

(一)药品的通用名、商品名和注册商标

1. 药品通用名 指中国药品通用名称(China Approved Drug Names,CADN),是药品的法定名称,由国家药典委员会按照《药品通用名称命名原则》组织制定并报卫健委备案的药品的法定名称,是同一种成分或相同配方组成的药品在中国境内的通用名称,具有强制性和约束性。凡上市流通的药品的标签、说明书或包装上必须标出药品通

微课 9-1 药品的名称

用名称。药品必须使用通用名称,其命名应当符合《药品通用名称命名原则》的规定,不可用作商标注册。已被药典收载的品种,药品通用名应与药典相同;非药典收载的品种,其通用名须采用《中国药品通用名称》所规定的名称。

药品通用名称应当显著、突出,其字体、字号和颜色必须一致,并符合以下要求:

（1）对于横版标签，必须在上三分之一范围内显著位置标出；对于竖版标签，必须在右三分之一范围内显著位置标出；

（2）不得选用草书、篆书等不易识别的字体，不得使用斜体、中空、阴影等形式对字体进行修饰；

（3）字体颜色应当使用黑色或者白色，与相应的浅色或者深色背景形成强烈反差；

（4）除因包装尺寸的限制而无法同行书写的，不得分行书写。

药品通用名如图9-13中的"酚咖片"、图9-14中的"多潘立酮片"和图9-15中的"厄贝沙坦片"。

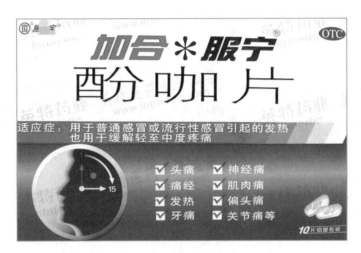

图9-13　药品通用名"酚咖片"

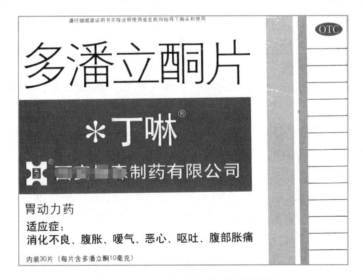

图9-14　药品通用名"多潘立酮片"

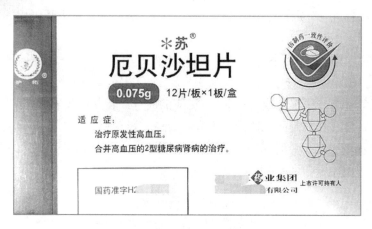

图 9-15　药品通用名"厄贝沙坦片"

2. 药品商品名　是指经国家药品监督管理部门批准的特定企业使用的该药品专用的商品名称,具有专有性质,不得仿用。在一个通用名下,由于生产厂家的不同,可有多个商品名称。药品商品名称必须符合国家食品药品监督管理局公布的药品商品名称的命名原则,并与药品批准证明文件的相应内容一致。

(1) 药品商品名称使用管理如下:

1) 药品商品名称不得与通用名称同行书写,其字体和颜色不得比通用名称更突出和显著,其字体以单字面积计不得大于通用名称所用字体的二分之一。

2) 药品商品名称不得有夸大宣传、暗示疗效作用。应当符合《药品商品名称命名原则》的规定,并得到国家食品药品监督管理局批准后方可使用。

3) 药品商品名称的使用范围应严格按照《药品注册管理办法》的规定,除新的化学结构、新的活性成分的药物,以及持有化合物专利的药品外,其他品种一律不得使用商品名称。

4) 同一药品生产企业生产的同一药品,成分相同但剂型或规格不同的,应当使用同一商品名称。

5) 药品广告宣传中不得单独使用商品名称,也不得使用未经批准作为商品名称使用的文字型商标。

(2) 药品商品名称命名原则

1) 由汉字组成,不得使用图形、字母、数字、符号等标志。

2) 不得使用《中华人民共和国商标法》规定不得使用的文字。

3) 不得使用以下文字:① 扩大或者暗示药品疗效的;② 表示治疗部位的;③ 直接表示药品的剂型、质量、原料、功能、用途及其他特点的;④ 直接表示使用对象特点的;⑤ 涉及药理学、解剖学、生理学、病理学或者治疗学的;⑥ 使用国际非专利药名(INN)的中文译名及其主要字词的;⑦ 引用与药品通用名称音似或者形似的;⑧ 引用药品习用名称或者曾用名称的;⑨ 与他人使用的商品名称相同或者相似的;⑩ 人名、地名、药品生产企业名称或者其他有特定含义的词汇。

药品商品名如图 9-13 中的"加＊百服宁"、图 9-14 中的"吗＊啉"和图 9-15 中的"＊苏"。

（二）药品商标

医药知识产权，是人们对在医药领域中所创造的一切智力劳动成果依法享有的权利的统称。按照知识产权的范围划分，医药知识产权大致有以下几种：① 发明创造类：医药专利、未申请专利的新药及其他产品；② 商标类；③ 版权类；④ 商业秘密；⑤ 原产地标记类。

注册商标是指国家工商行政管理局商标局依照法定程序核准注册的商标。注册商标享有使用某个品牌名称和品牌标志的专用权，品牌名称和品牌标志受到法律保护，其他任何企业都不得仿效使用。

国家对药品商标实行强制性注册管理，药品的商标注册管理和保护都必须遵守《中华人民共和国商标法》，药品商标经国家主管部门批准后即为药品的注册商标。《药品管理法》规定：除中药材、中药饮片外，药品必须使用注册商标；未经核准注册的，不得在市场销售。

药品说明书和标签中禁止使用未经注册的商标以及其他未经国家食品药品监督管理局批准的药品名称。药品标签使用注册商标的，应当印刷在药品标签的边角，含文字的，其字体以单字面积计不得大于通用名称所用字体的四分之一。

图 9-13、图 9-14 和图 9-15 中的注册商标分别为图 9-16、图 9-17 和图 9-18。

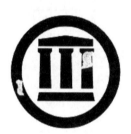

图 9-16 注册商标

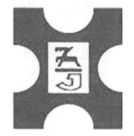

图 9-17 注册商标

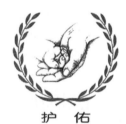

图 9-18 注册商标

三、实训所需

1. 专业资料：《药品管理法》《药品说明书和标签管理规定》《商标法》及《商标法实施条例》和《关于进一步规范药品名称管理的通知》等。

2. 中国医药知识产权网站：www.pharm-ip.com。

3. 记录工具：计算机、打印机、相机等。

四、实施要点

（一）实训安排

1. 班级分组，每组 5 人左右，小组成员内部分工。

2. 以小组为单位，收集药品标识物，每小组收集药品的"药品通用名、药品商品名及药品注册商标"药品标识物不少于 10 种。进口、合资和国产药品标识物各占一定比例，其中进口药品标识物非必须完成指标。

3. 对药品标识物按照药品通用名、药品商品名及药品注册商标整理、统计、分析并总结。

4. 每人完成字数在1 000～2 000字的《药品通用名、药品商品名及药品注册商标的调研》实践报告1份,报告需注明调研时间、药品标识物收集渠道和参与人员等情况,反映药品通用名、药品商品名及药品注册商标的插图不少于3幅。调研结束后一周内提交老师。

(二)实训注意

1. 熟悉专业资料中有关药品名称、说明书、标签和药品标识物等相关内容。

2. 实训过程中注意交通安全及其他安全事项。

(三)实训流程

药品通用名、药品商品名及药品注册商标的调研实训流程图如图9-19所示。

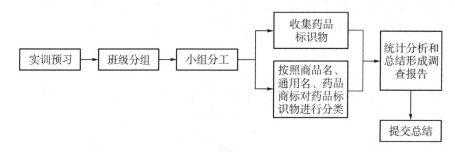

图9-19 药品通用名、药品商品名及药品注册商标的调研实训流程图

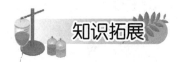

我国有关药品知识产权保护的法律和法规

1982年,全国人大常务委员会通过《商标法》。

1984年,全国人大常务委员会通过《药品管理法》。

1984年,全国人大常务委员会通过《专利法》。

1987年,原卫生部发布《关于新药保护和技术转让的规定》。

1992年,国务院颁布《中药品种保护条例》。

1993年,原国家医药管理局发布《药品行政保护条例》及其实施细则。

1995年,国家中医药管理局发布《中医药专利管理办法》(试行)。

1999年,原国家食品药品监督管理局发布《新药保护和技术转让的规定》。

2002年,国务院颁布《中华人民共和国商标法》及其实施条例。

2005年,原国家食品药品监督管理局公布《药品注册管理办法》。

2007年,原国家食品药品监督管理局实施新修订的《药品注册管理办法》。

2010年,国务院修订施行《专利法实施细则》。

2019 年,全国人大常务委员会第二次修订施行《药品管理法》。

2019 年,全国人大常务委员会第四次修正《商标法》。

2020 年,国家药品监督管理局实施新修订的《药品注册管理办法》。

思考题

1. 我国对药品通用名、药品商品名管理有哪些规定?

2. 国家为什么对药品商标实行强制性注册管理?

3. 如何识别药品通用名、药品商品名及药品注册商标?

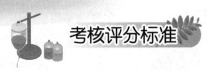

考核评分标准

表 9-3　药品通用名、药品商品名及药品注册商标的调研实训考核评分表

班级：　　　　　　姓名：　　　　　　学号：　　　　　　得分：

项　目	分值	操作实施要点	得分及扣分依据
报告字数 （20 分）	20	字数 1 000～2 000 字	
报告插图 （15 分）	15	反映药品通用名、药品商品名及药品注册商标的插图不少于 3 幅	
调查报告撰写情况 （65 分）	10	报告注明调研时间、药品标识物收集渠道	
	10	小组成员分工情况	
	20	收集反映"药品通用名、药品商品名及药品注册商标"的药品标识物数量不少于 10 种	
	10	收集的进口、合资和国产药品具有一定代表性	
	5	有无存在问题并进行分析	
	10	总结与体会	
总　分			

监考教师：　　　　　　　　　　　　　　考核时间：

（孙加燕）

项目十
中药管理

　　中药是指在中医基础理论指导下用以防病治病的药物,包括中药材、中药饮片和中成药。中药的发现和应用在我国有着悠久的历史,中医药有着独特的理论体系和应用形式,对维护我国人民健康、促进中华民族的繁衍昌盛作出了巨大贡献。

　　为进一步推进中药走向现代化,使中药产品更具国际竞争力,2016年2月,国务院印发《中医药发展战略规划纲要(2016—2030年)》,纲要指出:中医药作为我国独特的卫生资源、潜力巨大的经济资源、具有原创优势的科技资源、优秀的文化资源和重要的生态资源,在经济社会发展中发挥着重要作用。坚持继承创新、突出特色,在创新中不断形成新特色、新优势,永葆中医药薪火相传。

　　2020年12月,国家药监局印发《国家药监局关于促进中药传承创新发展的实施意见》(国药监药注〔2020〕27号),指出中药是中华民族的瑰宝,为造福人民健康作出巨大贡献,特别是新冠肺炎疫情暴发以来,中药彰显特色优势,为打赢疫情防控阻击战发挥了重要作用。党中央国务院高度重视中医药工作,特别是党的十八大以来,习近平总书记多次作出重要指示批示,要求改革完善中药审评审批机制,为新时代中药传承创新发展指明了方向。

任 务 中药饮片销售市场调研

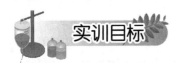

实训目标

1. 掌握药品批发企业和药品零售企业中影响中药饮片质量的关键环节及人员资质的要求。

2. 学会判断药品零售企业是否按照《药品经营质量管理规范》(GSP)进行中药饮片的储存、调剂、销售等方面的管理规定。

3. 了解中药配方颗粒相关知识。

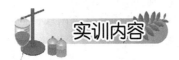

实训内容

一、实训目的

通过参观药品零售药店和大型超市药品专柜,了解药品经营企业中药饮片销售情况,使学生对中药饮片销售的现状有总体认识,加深对中药饮片相关规定的理解。

二、实训相关知识

(一)中药饮片经营管理

批发零售中药饮片必须持有药品经营许可证并符合《药品经营质量管理规范》,必须从合法的药品生产企业或经营企业采购。批发企业销售给医疗机构、药品零售企业和使用单位的中药饮片,应随货附加盖单位公章的生产、经营企业资质证书及检验报告书(复印件)。严禁经营企业从事饮片分包装、改换标签等活动;严禁从中药材市场或其他不具备饮片生产经营资质的单位或个人采购中药饮片。为保证中药饮片质量,《药品经营质量管理规范》对药品经营企业中影响中药饮片质量的关键环节及人员资质提出要求。

微课 10-1
中药及其分类

1. 药品批发企业要求　质量负责人应当具有大学本科以上学历、执业药师资格和 3 年以上药品经营质量管理工作经历,在质量管理工作中具备正确判断和保障实施的能力。

企业质量管理部门负责人应当具有执业资格和 3 年以上药品经营质量管理工作经历,能独立解决经营过程中的质量问题。

从事中药材、中药饮片验收工作的,应当具有中药学专业中专以上学历或者具有中药学中级以上专业技术职称。

从事中药材、中药饮片养护工作的,应当具有中药学专业中专以上学历或者具有中药学初级以上专业技术职称。

直接收购地产中药材的,验收人员应当具有中药学中级以上专业技术职称。

经营中药材、中药饮片的,应当有专用的库房和养护工作场所,直接收购地产中药材的应当设置中药样品室(柜)。采购中药材、中药饮片的还应当标明产地。中药材的验收记录应当包括品名、产地、供货单位、到货数量、验收合格数量等内容。中药饮片验收记录应当包括品名、规格、批号、产地、生产日期、生产厂商、供货单位、到货数量、验收合格数量等内容,实施批准文号管理的中药饮片还应当记录批准文号。

2. 药品零售企业要求　法定代表人或者企业负责人应当具备执业药师资格。企业应当按照国家有关规定配备执业药师,负责处方审核,指导合理用药。

中药饮片质量管理、验收、采购人员应当具有中药学中专以上学历或者具有中药学专业初级以上专业技术职称。

中药饮片调剂人员应当具有中药学中专以上学历或者具备中药调剂员资格。

储存中药饮片应当设立专用库房。中药饮片柜斗谱的书写应当正名正字;装斗前应当复核,防止错斗、串斗;应当定期清斗,防止饮片生虫、发霉、变质;不同批号的饮片装斗前应当清斗并记录;企业应当定期对陈列、存放的药品进行检查,重点检查拆零药品和易变质、近效期、摆放时间较长的药品以及中药饮片。发现有质量疑问的药品应当及时撤柜,停止销售,由质量管理人员确认和处理,并保留相关记录。毒性中药品种和罂粟壳不得陈列。

销售中药饮片做到计量准确,并告知煎服方法及注意事项;提供中药饮片代煎服务,应当符合国家有关规定。加强对医疗机构中药饮片采购行为监管,严禁医疗机构从中药材市场或其他没有资质的单位和个人违法采购中药饮片调剂使用。医疗机构如加工少量自用特殊规格饮片,应将品种、数量、加工理由和特殊性等情况向所在地市级以上药品监督管理部门备案。

目前,在中药饮片生产、流通过程中仍存在一些违法违规行为,如使用假劣中药材、被污染或提取过的中药材进行投料生产;生产过程中添加其他物质造成饮片污染;外购中药饮片(含半成品)进行分包装或改换包装标签;出租出借证照,虚开票据,为不法分子提供产品检验报告;不按炮制规范或超出核准范围炮制,不按规定检验。对以上行为应加强监督管理。

(二)中药配方颗粒的管理

原国家药品监督管理局于 2001 年 7 月制定了《中药配方颗粒管理暂行规定》,明确中药配方颗粒从 2001 年 12 月 1 日起纳入中药饮片管理范畴,实行批准文号管理。在未启动实施批准文号管理前仍属科学研究阶段,该阶段采取选择试点企业研究、生产,试点临床医院使用。试点生产企业、品种、临床医院的选择将在全国范围内进行。试点结束后,中药配方颗粒的申报及生产管理将另行规定。

针对出现的将尚处在科研阶段的科研产品或按制剂管理的产品列入炮制规范等问题,2013年6月26日,《国家食品药品监督管理总局办公厅关于严格中药饮片炮制规范及中药配方颗粒试点研究管理等有关事宜的通知》(食药监办药化管〔2013〕28号)指出,中药配方颗粒仍处于科研试点研究阶段,国家药品监督管理局将会同相关部门推进中药配方颗粒试点研究工作,发现问题,总结经验,适时出台相关规定。此前,各省级药品监督管理部门不得以任何名义自行批准中药配方颗粒生产。

2015年12月24日,为加强对中药配方颗粒的管理,引导产业健康发展,更好满足中医临床需求,原国家食品药品监督管理总局起草了《中药配方颗粒管理办法(征求意见稿)》,向社会公开征求意见。

三、实训所需

1. 专业资料　《药品管理法》《药品经营质量管理规范》。
2. 实训场所　药品零售药店。
3. 实训设备　相机、计算机和打印机等。

四、实训要点

(一)实训安排

1. 班级分组　每小组4～5人,小组成员分工。
2. 实施调研　分组选择参观药品零售药店,调研中药饮片(含中药配方颗粒)及药食同源品种销售市场情况。
3. 撰写报告　每位学生撰写有关药品零售药店中药饮片销售市场的实践调研报告1份,注明调研时间、调研单位名称和基本情况等,对零售药店中药饮片销售的实施情况进行分析。报告字数不少于1 000字,实训结束一周内,提交老师。
4. 小组汇报　小组代表作调研汇报。
5. 实训考核　中药饮片销售市场调研实训考核见表10-1。

(二)实训注意

1. 实训前充分预习《药品管理法规》《药品经营质量管理规范》等法律法规中有关中药饮片的管理规定等。
2. 保持谦虚、礼貌、认真的态度及良好的纪律,不影响被参观、调研单位的工作秩序及商业活动。
3. 实训过程中注意交通安全及其他安全事项。

(三)实训流程

中药饮片市场调研实训流程如图10-1所示。

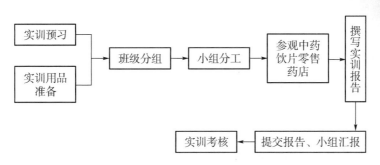

图 10－1　中药饮片市场调研实训流程图

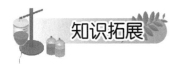

食药物质

依据《按照传统既是食品又是中药材的物质目录管理规定》,食药物质是指传统作为食品,且列入《中华人民共和国药典》(以下简称《中国药典》)的物质。

2021 年 11 月 10 日,国家卫生健康委根据《中华人民共和国食品安全法》及其实施条例的规定,为规范按照传统既是食品又是中药材的物质(以下简称食药物质)目录管理,经市场监管总局同意,制定印发了《按照传统既是食品又是中药材的物质目录管理规定》(国卫食品发〔2021〕36 号)。其中第四条规定:国家卫生健康委会同市场监管总局制定、公布食药物质目录,对目录实施动态管理。

从 1987 年在《禁止食品加药卫生管理办法》的附表中首次公布了《既是食品又是药品的品种名单》(收载 33 种),到 2020 年 1 月 6 日,国家卫健委和 国家市场监督管理总局发布《关于当归等 6 种新增按照传统既是食品又是中药材的物质公告》(2019 年第 8 号),将当归、山柰、西红花、草果、姜黄、荜茇等 6 种物质新增补进按照传统既是食品又是中药材的物质目录,目前既是食品又是药品的中药名单已有百余种:丁香、八角茴香、刀豆、小茴香、小蓟、山药、山楂、马齿苋、乌梢蛇、乌梅、木瓜、火麻仁、代代花、玉竹、甘草、白芷、白果、白扁豆、白扁豆花、龙眼肉(桂圆)、决明子、百合、肉豆蔻、肉桂、余甘子、佛手、杏仁(甜、苦)、沙棘、牡蛎、芡实、花椒、赤小豆、阿胶、鸡内金、麦芽、昆布、枣(大枣、酸枣、黑枣)、罗汉果、郁李仁、金银花、青果、鱼腥草、姜(生姜、干姜)、枳椇子、枸杞子、栀子、砂仁、胖大海、茯苓、香橼、香薷、桃仁、桑叶、桑葚、橘红、桔梗、益智仁、荷叶、莱菔子、莲子、高良姜、淡竹叶、淡豆豉、菊花、菊苣、黄芥子、黄精、紫苏、紫苏籽、葛根、黑芝麻、黑胡椒、槐米、槐花、蒲公英、蜂蜜、榧子、酸枣仁、鲜白茅根、鲜芦根、蝮蛇、橘皮、薄荷、薏苡仁、薤白、覆盆子、藿香、玫瑰花(重瓣红玫瑰)、凉粉草(仙草)、夏枯草、布渣叶(破布叶)、鸡蛋花、人参(人工种植)。在限定使用范围和剂量内作为药食两用的有:当归、山柰、西红花、草果、姜黄、荜茇、党参、肉苁蓉、铁皮石斛、西洋参、黄芪、灵芝、天麻、山茱萸、杜仲叶。

按照传统既是食品又是中药材的物质作为食品生产经营时,其标签、说明书、广告、宣传信息等不得含有虚假宣传内容,不得设计疾病预防、治疗功能。药品经营企业可选择为食品或中药材,作为中药材经营,必须遵循中药材管理规定。

思考题

1. 我国 GSP 对零售药店中药饮片销售的规定有哪些？

2. 中药配方颗粒属于中成药颗粒剂吗？

3. 常见的药食同源品种有哪些？

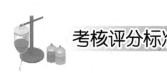

考核评分标准

表 10-1　中药饮片销售市场调研实训考核评分表

班级：　　　　　姓名：　　　　　学号：　　　　　得分：

项　目	分值	实训考核指标	得分及扣分依据
报告字数 （10 分）	10	调研报告字数不少于 1 000 字	
报告内容 （80 分）	10	标注调研时间和调研单位 调研单位不少于 3 家	
	30	企业中药经营管理中的实施情况	
	20	提出中药市场调研中存在的问题，解决问题的方法、对策和依据	
	10	调研总结与体会	
	10	小组代表作调研 PPT 汇报	
生生互评 （10 分）	10	调研汇报得分	
总　分			

监考教师：　　　　　　　　　　　　　　考核时间：

（王　芳）

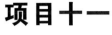

项目十一
药品监督管理

　　案例分析是药事法规课程学习的重要方法和手段。可以说,药品监督管理的实践,就是一个不断立法、修法、用法的过程。案例分析训练,可以让学生进一步了解、熟悉重要的药事管理法律法规及其有关规定,并学习相关法律法规在实际案例中的应用。以此培养、建立学生的法律意识、法律思维,培养学生学法、知法、懂法、用法的能力。通过真实案例的警示作用,从而增强学生对法律的敬畏心,树立作为一个公民、一个药学从业者守好法律底线的意识,从而做到守法自觉。通过案件事实和案例分析训练,更能进一步加深学生对药品特殊性、药学工作职责、药学工作重要性的认识,培养学生"药品质量第一""生命健康至上"等为主要内容的药学职业道德,明晰把好药品关、守好生命健康防线的初心、使命与担当。

学习课件

任 务 药品典型案例分析

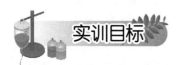

实训目标

1. 掌握药事管理相关法律法规。
2. 学会运用药事管理相关法律法规,对药品案例提出问题和分析问题。
3. 了解药品案例的收集方法和信息来源渠道。

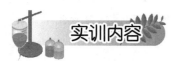

实训内容

一、实训目的

通过分析药品典型案例,使学生能根据《药事管理和法规》的专业知识正确分析药品案例,发现问题,判断是非,并提出解决问题的方案,从而增强学生学法、用法的意识和能力。

二、实训相关知识

(一)药品典型案例分析示例

选取药品监督管理中关于假药、劣药、非处方药销售、非法渠道购药、药品知识产权保护和药品广告管理、药品行政处罚等不同领域典型案例评析,供学生实训时参考。

案例一 网络销售假药案例:象山特大假药案

【案情简介】2022年5月,浙江省象山县查获了一起网络销售假药案,发现每瓶售价280元的"痛风特效药",成本仅需0.8至1.2元,并成功抓获犯罪嫌疑人8名,捣毁存储窝点6个,涉案金额达700余万元。

事情还要从2021年5月象山一市民匿名举报"陈某疑似在朋友圈销售假药"说起。

接到举报后,象山县市场监管局立即展开核实。但核查时,当事人陈某已搬离暂住地,该线索一度中断。之后,该局不断通过各种渠道进行多次排查,直到2021年9月,该局终于在陈某微信朋友圈动态内,发现其再次通过朋友圈发布大量痛风药、特效哮喘灵等药品广告。广告宣称所售药品系"祖传秘方""药到病除""特效药"。

经宁波市药品检验所检验,陈某销售的产品内检出吡罗昔康、地塞米松等药品成分。根据《中华人民共和国药品管理法》相关规定,认定陈某销售的药品为假药。因销售假药的行为已涉嫌构成犯罪,该局遂将案件移送至公安机关处理。

象山县公安局接到移送线索后,经过几个月的核查研判,成功锁定以周某为首的涉及浙江、云南等省且涵盖产、供、运、存、销全链条的犯罪团伙。该团伙通过陈某等遍及浙江、云南、广东等全国各地的近2 000名代理人员,用微信朋友圈发放广告等营销方式进行宣传并销售。共抓获犯罪嫌疑人8名,收缴假药"新版痛风特效药"10万余颗,捣毁存储窝点6个,涉案金额达700余万元。

【问题讨论】

1. 上述案例属于何种性质的案件?

2. 你认为上述违法行为适用《药品管理法》及其实施条例中的哪些条款与规定?

3. 根据所学药品监督知识写出对本案有管辖权的药品监督管理机关。

4. 你认为违法者应当承担何种法律责任?

【案例分析】

1. 适用法律

(1)《中华人民共和国药品管理法》:2019年8月26日第十三届全国人民代表大会常务委员会第十二次会议第二次修订,2019年12月01日起施行。

(2)《中华人民共和国刑法》:2020年修正,2021年03月01日起实施

2. 法律依据

(1)《药品管理法》(2019年修订)

第九十八条　禁止生产(包括配制,下同)、销售、使用假药、劣药。

有下列情形之一的,为假药:

(一)药品所含成分与国家药品标准规定的成分不符;

(二)以非药品冒充药品或者以他种药品冒充此种药品;

(三)变质的药品;

(四)药品所标明的适应症或者功能主治超出规定范围。

有下列情形之一的,为劣药:

……

禁止未取得药品批准证明文件生产、进口药品;禁止使用未按照规定审评、审批的原料药、包装材料和容器生产药品。

第一百一十六条　生产、销售假药的,没收违法生产、销售的药品和违法所得,责令停产停业整顿,吊销药品批准证明文件,并处违法生产、销售的药品货值金额十五倍以上三十倍以下的罚款;货值金额不足十万元的,按十万元计算;情节严重的,吊销药品生产许可证、药品经营许可

证或者医疗机构制剂许可证,十年内不受理其相应申请;药品上市许可持有人为境外企业的,十年内禁止其药品进口。

第一百一十八条　生产、销售假药,或者生产、销售劣药且情节严重的,对法定代表人、主要负责人、直接负责的主管人员和其他责任人员,没收违法行为发生期间自本单位所获收入,并处所获收入百分之三十以上三倍以下的罚款,终身禁止从事药品生产经营活动,并可以由公安机关处五日以上十五日以下的拘留。

对生产者专门用于生产假药、劣药的原料、辅料、包装材料、生产设备予以没收。

第一百四十四条　药品上市许可持有人、药品生产企业、药品经营企业或者医疗机构违反本法规定,给用药者造成损害的,依法承担赔偿责任。

因药品质量问题受到损害的,受害人可以向药品上市许可持有人、药品生产企业请求赔偿损失,也可以向药品经营企业、医疗机构请求赔偿损失。接到受害人赔偿请求的,应当实行首负责任制,先行赔付;先行赔付后,可以依法追偿。

生产假药、劣药或者明知是假药、劣药仍然销售、使用的,受害人或者其近亲属除请求赔偿损失外,还可以请求支付价款十倍或者损失三倍的赔偿金;增加赔偿的金额不足一千元的,为一千元。

(2)《刑法》(2020年新版)

第一百四十一条　【生产、销售、提供假药罪】生产、销售假药的,处三年以下有期徒刑或者拘役,并处罚金;对人体健康造成严重危害或者有其他严重情节的,处三年以上十年以下有期徒刑,并处罚金;致人死亡或者有其他特别严重情节的,处十年以上有期徒刑、无期徒刑或者死刑,并处罚金或者没收财产。

药品使用单位的人员明知是假药而提供给他人使用的,依照前款的规定处罚。

第一百四十二条　【生产、销售、提供劣药罪】生产、销售劣药,对人体健康造成严重危害的,处三年以上十年以下有期徒刑,并处罚金;后果特别严重的,处十年以上有期徒刑或者无期徒刑,并处罚金或者没收财产。

药品使用单位的人员明知是劣药而提供给他人使用的,依照前款的规定处罚。

第一百四十二条　之一【妨害药品管理罪】违反药品管理法规,有下列情形之一,足以严重危害人体健康的,处三年以下有期徒刑或者拘役,并处或者单处罚金;对人体健康造成严重危害或者有其他严重情节的,处三年以上七年以下有期徒刑,并处罚金:

(一)生产、销售国务院药品监督管理部门禁止使用的药品的;

(二)未取得药品相关批准证明文件生产、进口药品或者明知是上述药品而销售的;

(三)药品申请注册中提供虚假的证明、数据、资料、样品或者采取其他欺骗手段的;

(四)编造生产、检验记录的。

有前款行为,同时又构成本法第一百四十一条、第一百四十二条规定之罪或者其他犯罪的,依照处罚较重的规定定罪处罚。

3. 违法行为分析

(1) 涉案药品定性:根据《药品管理法》(2019 年修订)第九十八条规定,(一)药品所含成分与国家药品标准规定成分不符的为假药;(三)变质的药品为假药;(四)药品所标明的适应症或者功能主治超出规定范围的为假药。以上三种情况的认定均需要有一个参照药品和标准,而本案例中涉案产品属于违法犯罪团伙自行产、销,不存在法定的药品名称和药品标准,故不适用于按上述条款定性为假药。

《药品管理法》(2019 年修订)第九十八条第二款中(二)以非药品冒充药品或者以他种药品冒充此种药品为假药。如在药学实践中将没有经过批准的药视为非药品,本案或可以"非药品冒充药品"定性为假药。本案例中经药检所检验,陈某销售的产品内检出吡罗昔康、地塞米松等药品成分,或可以他种药品冒充此种药品定性为假药。

需要注意的是,在《药品管理法》修订后,因为将"未经批准就生产"的药品从假药中进行了删除。目前,如本案中类似的关于"没有经过批准就生产"的"自制药"是否定性为假药,法律上尚存在争议和不确定性。

2020 年 11 月 17 日,国家药监局发布关于"对十三届全国人大三次会议第 4913 号《关于明确'自制药'为假药的建议》"的答复。

该函回复称,2019 年 12 月,国家药监局致函全国人大法工委办公室,商请明确新修订的《中华人民共和国药品管理法》假劣药认定有关问题。"自制药"为假药的建议,即属商请内容之一。新《药品管理法》并未规定未经许可、批准生产的药品为假药,按照《最高人民法院最高人民检察院关于办理危害药品安全刑事案件适用法律若干问题的解释》(法释〔2014〕14 号)第十四条规定,"假药""劣药"难以确定的,司法机关可以根据地市级以上药品监督管理部门出具的认定意见等相关材料进行认定。必要时,可以委托省级以上药品监督管理部门设置或者确定的药品检验机构进行检验。国家药监局认为,未经许可、批准生产的药品是否属于假药、是否需要检验,应当根据案件调查取证的情况具体案件具体分析。全国人大法工委赞同此意见。

后国家药监局积极与高法院、高检院、公安部、国家市场监管总局有关部门沟通,力争就假劣药认定是否必须进行检验并附有检验报告问题达成一致意见,规范假劣药认定和对违法行为的打击。因各方意见分歧较大,未达成一致意见。其中,对于未经批准生产的药品,各部门一致认为,未经批准生产的药品不应直接认定为假药。

下一步国家药监局将继续深入研究,开展基层调研,与全国人大法工委、高法院、高检院、公安部、国家市场监管总局有关部门进一步沟通,争取尽早对"自制药"的法律定性问题予以明确。

(2) 适用条款:本案行为违反了《药品管理法》(2019 年修订)第九十八条、《刑法》(2020 修正)第一百四十一条规定。

危害药品安全犯罪具有很强的法定性,对其惩治需要以《药品管理法》为前提和基础。现行刑法上的假药、劣药与药品管理法上的假药、劣药实现了一致性和相互衔接,有利于促进行刑衔接。《刑法》置于《药品管理法》之后,强化了刑法作为药品管理法的保障法地位。

(3) 案件管辖权:作为生产、销售假药的行政案件,管辖权由案件发生地的县级以上有管辖权的行政机关管辖。根据药品监督管理的职责,该案由象山县市场监督管理局实施行政查处、管辖。宁波市药品检验所为技术监督机构,负责对案件所涉产品进行技术检验。涉案产品被定性为假药后,因销售假药的行为已涉嫌构成犯罪,该局遂将案件移送至公安机关处理。

4. 法律责任 该案当事人制售假药涉嫌犯罪,移交公安机关查处,违法者在由公安机关查明违法事实后应当交由检察机关起诉,由人民法院审理宣判,依《刑法》(2020 年修正)第一百四十一条承担刑事责任。

如违法过程中因为制售假药造成公民人身损害的,还应依《药品管理法》第一百四十四条规定承担损害赔偿民事责任。

案例二 非法渠道购销药品案例:临夏市某中医药房从无药品生产经营资格的企业购进药品案

【案情简介】2021 年 11 月 4 日,临夏州市场监督管理局依法对临夏市某中医药房从无药品生产经营资格的企业购进药品案的违法行为作出没收从无药品生产经营资格的企业购进的中药饮片和违法所得并罚款 10 万元的行政处罚。

2021 年 10 月 25 日,临夏州市场监督管理局执法人员在临夏市某中医药房检查时,现场从货柜中查出蜈蚣等 11 个品种的中药饮片无标识、无生产厂家、无生产批号,无法提供该批药品的购货票据、税票、资质证明文件等,现场对该批中药饮片实施了行政强制措施。经立案调查,该批查扣的中药饮片是该药店从药材市场购进的,其中中药饮片红景天是 2020 年夏天从西宁药材市场购进的,其余中药饮片是从亳州药材市场邮寄过来的,购进的这批中药饮片都没有收集购货票据和供货方的资质证明文件。因为购进的药品没有标识生产厂家和批号,该药店也没有做药品的质量验收与登记。总计 11 个品种中药饮片 125.5 公斤,货值金额 8 950 元,违法所得 220 元。

上述行为违反了《中华人民共和国药品管理法》第五十三条第一款和第五十五条之规定,构成从无药品生产经营资格的企业购进药品的违法事实,临夏州市场监督管理局依据《中华人民共和国药品管理法》第一百二十九条的规定,对当事人作出行政处罚。

【问题讨论】你认为该案例中从药材市场购药的行为违法吗? 为什么?

【案例分析】

1. 适用法律、法规

(1)《中华人民共和国药品管理法》:2019 年 8 月 26 日第十三届全国人民代表大会常务委员会第十二次会议第二次修订,2019 年 12 月 01 日起施行。

(2)《药品经营质量管理规范》:根据 2016 年 6 月 30 日国家食品药品监督管理总局局务会议通过、2016 年 7 月 13 日国家食品药品监督管理总局令第 28 号公布的《关于修改〈药品经营质量管理规范〉的决定》修正。自发布之日起施行。

2. 法律依据

（1）《药品管理法》（2019 年修订）

第五十三条　从事药品经营活动，应当遵守药品经营质量管理规范，建立健全药品经营质量管理体系，保证药品经营全过程持续符合法定要求。

第五十五条　药品上市许可持有人、药品生产企业、药品经营企业和医疗机构应当从药品上市许可持有人或者具有药品生产、经营资格的企业购进药品；但是，购进未实施审批管理的中药材除外。

第五十六条　药品经营企业购进药品，应当建立并执行进货检查验收制度，验明药品合格证明和其他标识；不符合规定要求的，不得购进和销售。

第五十七条　药品经营企业购销药品，应当有真实、完整的购销记录。购销记录应当注明药品的通用名称、剂型、规格、产品批号、有效期、上市许可持有人、生产企业、购销单位、购销数量、购销价格、购销日期及国务院药品监督管理部门规定的其他内容。

第一百二十九条　违反本法规定，药品上市许可持有人、药品生产企业、药品经营企业或者医疗机构未从药品上市许可持有人或者具有药品生产、经营资格的企业购进药品的，责令改正，没收违法购进的药品和违法所得，并处违法购进药品货值金额二倍以上十倍以下的罚款；情节严重的，并处货值金额十倍以上三十倍以下的罚款，吊销药品批准证明文件、药品生产许可证、药品经营许可证或者医疗机构执业许可证；货值金额不足五万元的，按五万元计算。

（2）《药品经营质量管理规范》（2016 年修正）

第六十六条　采购药品时，企业应当向供货单位索取发票。发票应当列明药品的通用名称、规格、单位、数量、单价、金额等；不能全部列明的，应当附《销售货物或者提供应税劳务清单》，并加盖供货单位发票专用章原印章、注明税票号码。

第六十八条　采购药品应当建立采购记录。采购记录应当有药品的通用名称、剂型、规格、生产厂商、供货单位、数量、价格、购货日期等内容，采购中药材、中药饮片的还应当标明产地。

第一百五十二条　企业采购药品，应当符合本规范第二章第八节的相关规定。

第一百五十四条　企业应当按规定的程序和要求对到货药品逐批进行验收，并按照本规范第八十条规定做好验收记录。

验收抽取的样品应当具有代表性。

第一百六十八条　企业销售药品应当开具销售凭证，内容包括药品名称、生产厂商、数量、价格、批号、规格等，并做好销售记录。

第一百八十三条　药品经营企业违反本规范的，由食品药品监督管理部门按照《中华人民共和国药品管理法》第七十八条的规定给予处罚。

注：此处第七十八条为 2015 年 4 月 24 日第二次修正《中华人民共和国药品管理法》。现行《药品管理法》应为第一百二十九条规定。

3. 违法行为分析　国家食品药品监管局等三部门 2011 年联合发出关于加强中药饮片监督管理的通知中明确规定,严禁从中药材市场或其他不具备饮片生产经营资质的单位或个人采购中药饮片。故药品企业从西宁药材市场、亳州药材市场购进中药饮片的行为应视为不合法渠道购药。

由上述分析可知,该案中临夏市某药房从西宁药材市场购进中药饮片红景天,从亳州药材市场邮寄中药饮片的行为违反了《药品管理法》中关于应从具有合法生产、经营资质的企业,即从合法渠道购进药品的规定。

案例三　药品广告案例:店堂内发布违法广告 合肥一药店被立案查处

【案情简介】如今零售商品市场竞争尤为激烈,不少经营者绞尽脑汁为自己的店铺引流,部分药店、超市、食品店经营场所出现了大肆设置各类广告的现象。

2021 年 5 月 8 日,合肥市庐阳区逍遥津市场监管所执法人员对辖区一家药店进行检查时,就发现该店店堂设置的药品广告涉嫌违法违规,经批准决定立案调查。

5 月 8 日下午,逍遥津市场监管所执法人员对安徽丰原大药房连锁有限公司合肥屯溪路连锁店依法进行检查,发现该店经营场所药柜周边置放多个吹起的气球,其中<u>三个气球表面印刷有"仙琚左炔孕酮肠溶胶囊 肠道吸收避孕无忧""仙琚克霉唑阴道片(宝丽婷)妇科炎症'保立停'杀菌持久一片一疗程""仙琚典安德益康唑软膏 杀菌止痒直达病根"的内容,执法人员现场分别查阅了上述内容对应的三款药品说明书,发现非说明书标注内容,意思表达与说明书中标注的适用症有较大出入,存在对药品功效的断言或者保证</u>①。

该店店长、执业药师现场向执法人员陈述,<u>气球均为相关药厂提供,"五一"劳动节期间为活跃经营现场气氛在总公司的要求下置放</u>②。

执法人员在该店还发现设置的非处方药"驴胶补血颗粒"的宣传广告彩页,<u>彩页上未标注已获批的广告批准文号,以及未标明"请按药品说明书或者在药师指导下购买和使用"等内容</u>③。该案遂被逍遥津市场监管所进一步立案调查。

【问题讨论】

1. 该案中①、②、③处所标明事实涉嫌违反哪些法律规定?

2. 违法者应当承担什么法律责任?

【案例分析】

1. 法律法规　《中华人民共和国药品管理法》《中华人民共和国广告法》《药品、医疗器械、保健食品、特殊医学用途配方食品广告审查管理暂行办法》等。

2. 法律依据

(1)《药品管理法》

第八十九条　药品广告应当经广告主所在地省、自治区、直辖市人民政府确定的广告审查机关批准;未经批准的,不得发布。

第九十条　药品广告的内容应当真实、合法,以国务院药品监督管理部门核准的药品说明书为准,不得含有虚假的内容。

药品广告不得含有表示功效、安全性的断言或者保证；不得利用国家机关、科研单位、学术机构、行业协会或者专家、学者、医师、药师、患者等的名义或者形象作推荐、证明。

非药品广告不得有涉及药品的宣传。

第九十一条　药品价格和广告，本法未作规定的，适用《中华人民共和国价格法》、《中华人民共和国反垄断法》、《中华人民共和国反不正当竞争法》、《中华人民共和国广告法》等的规定。

(2)《广告法》(2018年修正)

第十四条　药品、医疗器械广告不得有下列内容：

(一)含有不科学的表示功效的断言或者保证的；

(二)说明治愈率或者有效率的；

(三)与其他药品、医疗器械的功效和安全性比较的；

(四)利用医药科研单位、学术机构、医疗机构或者专家、医生、患者的名义和形象作证明的；

(五)法律、行政法规规定禁止的其他内容。

第三十七条　违反本法规定，利用广告对商品或者服务作虚假宣传的，由广告监督管理机关责令广告主停止发布，并以等额广告费用在相应范围内公开更正消除影响，并处广告费用一倍以上五倍以下的罚款；对负有责任的广告经营者、广告发布者没收广告费用，并处广告费用一倍以上五倍以下的罚款；情节严重的，依法停止其广告业务。构成犯罪的，依法追究刑事责任。

第三十八条　违反本法规定，发布虚假广告，欺骗和误导消费者，使购买商品或者接受服务的消费者的合法权益受到损害的，由广告主依法承担民事责任；广告经营者、广告发布者明知或者应知广告虚假仍设计、制作、发布的，应当依法承担连带责任。

广告经营者、广告发布者不能提供广告主的真实名称、地址的，应当承担全部民事责任。社会团体或者其他组织，在虚假广告中向消费者推荐商品或者服务，使消费者的合法权益受到损害的，应当依法承担连带责任。

第四十一条　违反本法第十四条至第十七条、第十九条规定，发布药品、医疗器械、农药、食品、酒类、化妆品广告的，或者违反本法第三十一条规定发布广告的，由广告监督管理机关责令负有责任的广告主、广告经营者、广告发布者改正或者停止发布，没收广告费用，可以并处广告费用一倍以上五倍以下的罚款；情节严重的，依法停止其广告业务。

(3)《药品、医疗器械、保健食品、特殊医学用途配方食品广告审查管理暂行办法》(2019年12月13日公布，自2020年3月1日起施行)

第二条　药品、医疗器械、保健食品和特殊医学用途配方食品广告的审查适用本办法。

未经审查不得发布药品、医疗器械、保健食品和特殊医学用途配方食品广告。

第三条　药品、医疗器械、保健食品和特殊医学用途配方食品广告应当真实、合法，不得含有虚假或者引人误解的内容。

广告主应当对药品、医疗器械、保健食品和特殊医学用途配方食品广告内容的真实性和合法性负责。

第五条 药品广告的内容应当以国务院药品监督管理部门核准的说明书为准。药品广告涉及药品名称、药品适应症或者功能主治、药理作用等内容的,不得超出说明书范围。

药品广告应当显著标明禁忌、不良反应,处方药广告还应当显著标明"本广告仅供医学药学专业人士阅读",非处方药广告还应当显著标明非处方药标识(OTC)和"请按药品说明书或者在药师指导下购买和使用"。

第九条 药品、医疗器械、保健食品和特殊医学用途配方食品广告应当显著标明广告批准文号。

第十一条 药品、医疗器械、保健食品和特殊医学用途配方食品广告不得违反《中华人民共和国广告法》第九条、第十六条、第十七条、第十八条、第十九条规定,不得包含下列情形:

(一)使用或者变相使用国家机关、国家机关工作人员、军队单位或者军队人员的名义或者形象,或者利用军队装备、设施等从事广告宣传;

(二)使用科研单位、学术机构、行业协会或者专家、学者、医师、药师、临床营养师、患者等的名义或者形象作推荐、证明;

(三)违反科学规律,明示或者暗示可以治疗所有疾病、适应所有症状、适应所有人群,或者正常生活和治疗病症所必需等内容;

(四)引起公众对所处健康状况和所患疾病产生不必要的担忧和恐惧,或者使公众误解不使用该产品会患某种疾病或者加重病情的内容;

(五)含有"安全""安全无毒副作用""毒副作用小";明示或者暗示成分为"天然",因而安全性有保证等内容;

(六)含有"热销、抢购、试用""家庭必备、免费治疗、免费赠送"等诱导性内容,"评比、排序、推荐、指定、选用、获奖"等综合性评价内容,"无效退款、保险公司保险"等保证性内容,怂恿消费者任意、过量使用药品、保健食品和特殊医学用途配方食品的内容;

(七)含有医疗机构的名称、地址、联系方式、诊疗项目、诊疗方法以及有关义诊、医疗咨询电话、开设特约门诊等医疗服务的内容;

(八)法律、行政法规规定不得含有的其他内容。

第二十六条 有下列情形之一的,按照《中华人民共和国广告法》第五十八条处罚:

(一)违反本办法第二条第二款规定,未经审查发布药品、医疗器械、保健食品和特殊医学用途配方食品广告;

(二)违反本办法第十九条规定或者广告批准文号已超过有效期,仍继续发布药品、医疗器械、保健食品和特殊医学用途配方食品广告;

(三)违反本办法第二十条规定,未按照审查通过的内容发布药品、医疗器械、保健食品和特殊医学用途配方食品广告。

3.违法行为分析

(1)违法行为的认定:本案中存在违反法律法规规定的下述行为:① 涉嫌违反了《中华人民共和国药品管理法》第九十条"药品广告的内容应当真实、合法,以国务院药品监督管理部门核准的药品说明书为准,不得含有虚假的内容。药品广告不得含有表示功效、安全性的断言或者保证。"的规定,即药品广告中含有不科学地表示功效的断言或者保证;② 上述广告内容未经广告审查机关审查批准,涉嫌违反了《中华人民共和国药品管理法》第八十九条"药品广告应当经广告主所在地省、自治区、直辖市人民政府确定的广告审查机关批准;未经批准的,不得发布。"的规定。③ 涉嫌违反了《药品、医疗器械、保健食品、特殊医学用途配方食品广告审查管理暂行办法》第五条"药品广告应当显著标明禁忌、不良反应,处方药广告还应当显著标明'本广告仅供医学药学专业人士阅读',非处方药广告还应当显著标明非处方药标识(OTC)和'请按药品说明书或者在药师指导下购买和使用'"和第九条"药品、医疗器械、保健食品和特殊医学用途配方食品广告应当显著标明广告批准文号。"的规定。

(2) 适用法律法规条款:本案中违法行为违反了《药品管理法》第八十九条、第九十条,《广告法》第十四条,《药品、医疗器械、保健食品、特殊医学用途配方食品广告审查管理暂行办法》第五条、第九条之规定。可依据《广告法》第四十一条、第五十八条之规定给予行政处罚。

4. 法律责任　由广告监督管理机关(市场监管局)给予行政处罚:依照前述适用条款,由广告监督管理部门责令负有责任的广告主、广告经营者、广告发布者改正或者停止发布,没收广告费用,可以并处广告费用一倍以上五倍以下的罚款。

案例四　药品行政处罚案例:药店货架上摆放过期药品,被罚10万!

【案情简介】因为货架上摆放过期药品,一家药店被行政机关依法作出了行政处罚,罚款10万元。该药店不服,将市监局告上公堂,辩称货架上有过期药品是由于员工未及时清理,公司实际并没有出售过过期药品。

2022年4月,记者从广州铁路运输法院获悉,该院经审理后,支持了行政机关作出的行政处罚。法院指出,《中华人民共和国药品管理法》规定"超过有效期的药品为劣药"。商家将过期药品放在销售区域,应视为有违法销售行为,该违法销售行为不以是否实际售出为构成要件,实际售出与否仅关系违法所得数额。

日前,广州市增城区市场监管局对康某医药公司经营场所进行专项检查,在货架上查获一批超过有效期的药品,其中包括顺尔宁孟鲁司特钠咀嚼片14盒,复方风湿灵片6盒,兰索拉唑肠溶片7盒,安神补脑液4盒,生脉胶囊3盒,黄柏胶囊2盒。康某医药公司法定代表人在询问中表示货架上有过期药品是由于员工未及时清理,公司实际并没有出售过过期药品。

增城区市场监管局则认定康某医药公司货架上放有超过有效期药品已构成经营超过有效期药品的违法行为,对其作出没收过期药品、罚款10万元的行政处罚。康某医药公司不服该行政处罚,向增城区政府申请行政复议,增城区政府维持了增城区市场监管局的处罚决定。康某医药公司不服,诉至广州铁路运输法院。

广州铁路运输法院审理认为,本案中,康某医药公司对在经营场所药品销售货架上摆放已超过有效期的涉案药品并无异议。把过期药品放在销售区域,即视为有销售行为,是否已经销售不影响对销售行为的认定。《中华人民共和国药品管理法》第九十八条第三款第五项规定"超过有效期的药品为劣药"。《中华人民共和国药品管理法》对销售劣药货值金额不足一万元的处罚幅度为 100 000 元起。康某医药公司未按规定完整记录购销药品的情况,存在错记漏记的情形,无法确定此前已售出的涉案同类药品是否超过有效期,且康某医药公司涉案部分药品在增城区市监局现场检查前三四个月已经超过有效期,不适用减轻处罚或免除处罚的规定,增城区市监局对康某医药公司处以罚款 100 000 元的行政处罚并无不当。

法院指出,行政机关作出行政处罚以及复议决定事实清楚、适用法律正确,康某医药公司请求撤销行政处罚决定和复议决定的诉讼请求缺乏事实和法律依据。由此,法院依法判决驳回康某医药公司的诉讼请求。宣判后,双方当事人均未上诉,本案判决现已生效。

"但愿世间人无病,何惜架上药生尘"正是医者仁心的体现。经办法官表示,药品生产者、销售者都应当具有强烈的社会责任感和高尚的职业操守,有医德、守医心,把好药品质量安全关,对医用药品定期检查、维护并做好记录,对于过期的医用药品按规定及时销毁,保证人民群众用药安全。

《中华人民共和国药品管理法》全面加大了对违法行为的处罚力度,有效震慑了违法行为。本案通过依法支持行政机关对药品监管违法行为的处罚决定,向社会释放了对药品监管领域违法行为实行严厉制裁,坚决保障人民群众生命健康、国家药品安全的强烈信号。

【问题讨论】

1. 讨论该案中作出行政处罚以及受理行政复议、行政诉讼的机关分别是哪些。

2. 分组讨论并针对该案中行政机关作出行政处罚、药店提出行政复议和行政诉讼、法院驳回诉讼请求的理由分别进行阐述。

3. 分组进行角色扮演、进行模拟实训。

【案例分析】

1. 法律法规 《中华人民共和国药品管理法》《中华人民共和国行政处罚法》《中华人民共和国行政复议法》《中华人民共和国行政诉讼法》等。

2. 法律依据

(1)《药品管理法》

第九十八条 禁止生产(包括配制,下同)、销售、使用假药、劣药。

有下列情形之一的,为假药:

(一)药品所含成分与国家药品标准规定的成分不符;

(二)以非药品冒充药品或者以他种药品冒充此种药品;

(三)变质的药品;

(四)药品所标明的适应症或者功能主治超出规定范围。

有下列情形之一的,为劣药:

(一)药品成分的含量不符合国家药品标准;

(二)被污染的药品;

(三)未标明或者更改有效期的药品;

（四）未注明或者更改产品批号的药品；

（五）超过有效期的药品；

（六）擅自添加防腐剂、辅料的药品；

（七）其他不符合药品标准的药品。

禁止未取得药品批准证明文件生产、进口药品；禁止使用未按照规定审评、审批的原料药、包装材料和容器生产药品。

第一百一十七条　生产、销售劣药的，没收违法生产、销售的药品和违法所得，并处违法生产、销售的药品货值金额十倍以上二十倍以下的罚款；违法生产、批发的药品货值金额不足十万元的，按十万元计算，违法零售的药品货值金额不足一万元的，按一万元计算；情节严重的，责令停产停业整顿直至吊销药品批准证明文件、药品生产许可证、药品经营许可证或者医疗机构制剂许可证。

生产、销售的中药饮片不符合药品标准，尚不影响安全性、有效性的，责令限期改正，给予警告；可以处十万元以上五十万元以下的罚款。

（2）《行政处罚法》（2021 年修订）

第五条　行政处罚遵循公正、公开的原则。

设定和实施行政处罚必须以事实为依据，与违法行为的事实、性质、情节以及社会危害程度相当。

第七条　公民、法人或者其他组织对行政机关所给予的行政处罚，享有陈述权、申辩权；对行政处罚不服的，有权依法申请行政复议或者提起行政诉讼。

公民、法人或者其他组织因行政机关违法给予行政处罚受到损害的，有权依法提出赔偿要求。

第三十二条　当事人有下列情形之一，应当从轻或者减轻行政处罚：

（一）主动消除或者减轻违法行为危害后果的；

（二）受他人胁迫或者诱骗实施违法行为的；

（三）主动供述行政机关尚未掌握的违法行为的；

（四）配合行政机关查处违法行为有立功表现的；

（五）法律、法规、规章规定其他应当从轻或者减轻行政处罚的。

第三十三条　违法行为轻微并及时改正，没有造成危害后果的，不予行政处罚。初次违法且危害后果轻微并及时改正的，可以不予行政处罚。

当事人有证据足以证明没有主观过错的，不予行政处罚。法律、行政法规另有规定的，从其规定。

对当事人的违法行为依法不予行政处罚的，行政机关应当对当事人进行教育。

（3）《行政复议法》（2017 年修正）

第二条　公民、法人或者其他组织认为具体行政行为侵犯其合法权益，向行政机关提出行政复议申请，行政机关受理行政复议申请、作出行政复议决定，适用本法。

第四条　行政复议机关履行行政复议职责,应当遵循合法、公正、公开、及时、便民的原则,坚持有错必纠,保障法律、法规的正确实施。

第五条　公民、法人或者其他组织对行政复议决定不服的,可以依照行政诉讼法的规定向人民法院提起行政诉讼,但是法律规定行政复议决定为最终裁决的除外。

第六条　有下列情形之一的,公民、法人或者其他组织可以依照本法申请行政复议:

(一)对行政机关作出的警告、罚款、没收违法所得、没收非法财物、责令停产停业、暂扣或者吊销许可证、暂扣或者吊销执照、行政拘留等行政处罚决定不服的;

(二)对行政机关作出的限制人身自由或者查封、扣押、冻结财产等行政强制措施决定不服的;

(三)对行政机关作出的有关许可证、执照、资质证、资格证等证书变更、中止、撤销的决定不服的;

......

第二十八条　行政复议机关负责法制工作的机构应当对被申请人作出的具体行政行为进行审查,提出意见,经行政复议机关的负责人同意或者集体讨论通过后,按照下列规定作出行政复议决定:

(一)具体行政行为认定事实清楚,证据确凿,适用依据正确,程序合法,内容适当的,决定维持;

(二)被申请人不履行法定职责的,决定其在一定期限内履行;

(三)具体行政行为有下列情形之一的,决定撤销、变更或者确认该具体行政行为违法;决定撤销或者确认该具体行政行为违法的,可以责令被申请人在一定期限内重新作出具体行政行为:

1. 主要事实不清、证据不足的;

2. 适用依据错误的;

3. 违反法定程序的;

4. 超越或者滥用职权的;

5. 具体行政行为明显不当的。

(4)《行政诉讼法》(2017年修正)

第二条　公民、法人或者其他组织认为行政机关和行政机关工作人员的行政行为侵犯其合法权益,有权依照本法向人民法院提起诉讼。

前款所称行政行为,包括法律、法规、规章授权的组织作出的行政行为。

第十二条　人民法院受理公民、法人或者其他组织提起的下列诉讼:

(一)对行政拘留、暂扣或者吊销许可证和执照、责令停产停业、没收违法所得、没收非法财物、罚款、警告等行政处罚不服的;

(二)对限制人身自由或者对财产的查封、扣押、冻结等行政强制措施和行政强制执行不服的;

（三）申请行政许可，行政机关拒绝或者在法定期限内不予答复，或者对行政机关作出的有关行政许可的其他决定不服的；

……

第六十九条　行政行为证据确凿，适用法律、法规正确，符合法定程序的，或者原告申请被告履行法定职责或者给付义务理由不成立的，人民法院判决驳回原告的诉讼请求。

第七十条　行政行为有下列情形之一的，人民法院判决撤销或者部分撤销，并可以判决被告重新作出行政行为：

（一）主要证据不足的；

（二）适用法律、法规错误的；

（三）违反法定程序的；

（四）超越职权的；

（五）滥用职权的；

（六）明显不当的。

【违法行为分析】本案中涉事公司因货架上摆放过期药品，被当地行政机关（区市场监督管理局）查处，认定为销售劣药，违反了《药品管理法》第九十八条禁止销售劣药的法律规定，构成违法行为。并依据《药品管理法》第一百一十七条规定，给予没收违法药品，并处货值金额（不足一万元按一万元计）10 倍，即 100 000 元罚款的行政处罚。

该公司不服行政处罚的理由为：货架上摆放有过期药品，是因为员工未对过期药品及时清理，该公司实际并没有销售过期药品。

该公司向作出行政处罚决定的行政机关的上一级行政机关申请行政复议，处罚决定没有被撤销或变更。于是向人民法院提起行政诉讼。广州铁路运输法院受理了这一行政诉讼案件。

法院审理认为：公司对在经营场所货架上摆放已过期药品并无异议，而把过期药品放在销售区域，即视为有销售行为，是否已经销售不影响对销售行为的认定。《中华人民共和国药品管理法》第九十八条第三款第五项规定"超过有效期的药品为劣药"。《中华人民共和国药品管理法》对销售劣药货值金额不足一万元的处罚幅度为 100 000 元起。

行政机关作出行政处罚以及复议决定事实清楚、适用法律正确。

《中华人民共和国行政处罚法》规定了应当从轻或者减轻处罚、不予处罚的情形：

第三十二条　当事人有下列情形之一，应当从轻或者减轻行政处罚：

（一）主动消除或者减轻违法行为危害后果的；

（二）受他人胁迫或者诱骗实施违法行为的；

（三）主动供述行政机关尚未掌握的违法行为的；

（四）配合行政机关查处违法行为有立功表现的；

（五）法律、法规、规章规定其他应当从轻或者减轻行政处罚的。

第三十三条　违法行为轻微并及时改正，没有造成危害后果的，不予行政处罚。初次违法且危害后果轻微并及时改正的，可以不予行政处罚。

当事人有证据足以证明没有主观过错的,不予行政处罚。

对以上规定,法院审理认为:康某医药公司未按规定完整记录购销药品的情况,存在错记、漏记的情形,无法确定此前已售出的涉案同类药品是否超过有效期,且康某医药公司涉案部分药品在增城区市监局现场检查前三四个月已经超过有效期,不适用减轻处罚或免除处罚的规定,增城区市监局对康某医药公司处以罚款 100 000 元的行政处罚并无不当。

据此认为:公司请求撤销行政处罚决定和复议决定的诉讼请求缺乏事实和法律依据。由此,法院依法判决驳回康某医药公司的诉讼请求。

案例五 药品知识产权案例:中药"半月清"商标被侵权案

【案情简介】"半月清"是河南仲景药业股份有限公司(以下简称仲景药业)享有的注册商标专用权,但镇平时通实业有限公司(以下简称时通公司)在相同的中药产品上,也使用了"半月清"标识。2022 年 5 月,河南省高级人民法院在终审判决中认定,一审判令时通公司赔偿仲景药业损失数额及维权合理开支 20 万元并无不当,遂依法驳回上诉,维持原判。

仲景药业发现,时通公司在相同的中药产品上,使用了"半月清"标识,便以时通公司等人侵害其商标权为由起诉至南阳市中级人民法院。双方在诉讼中达成和解协议,时通公司同意停止侵权并赔偿损失后,仲景药业向法院申请撤回起诉。

2021 年 4 月 6 日,仲景药业又在某销售网站上发现了时通公司的被控侵权产品,遂向南阳中院提起民事诉讼。南阳中院一审认为,时通公司的被控侵权行为侵犯了仲景药业对涉案商标所享有的专用权,判令时通公司停止侵权并赔偿损失 20 万元。时通公司不服,上诉至河南高院。

河南高院二审认为,被控侵权商品与涉案商标核定使用的商品属于同一种商品。被控侵权商品使用的"半月清"标识与涉案商标中的汉字相同或相似、读音相同,容易导致相关消费者对商品来源产生混淆和误认,将被诉侵权商品误认为是仲景药业的商品或者与其存在特定联系,因此被诉侵权商品侵犯了仲景药业注册商标专用权的商品。在双方调解撤诉后,时通公司违反诚实守信原则,再次侵权,一审法院综合考虑涉案商标在本区域的知名度,侵权行为的情节、范围、持续时间、主观过错及整改情况,结合地区经济发展水平等因素,判令时通公司赔偿仲景药业损失数额及维权合理开支 20 万元并无不当。

河南高院民三庭副庭长、主审法官介绍说,河南是我国中医药的重要发祥地之一,商标、专利等知识产权法律对中医药的传承、保护和发展有重要作用。仲景药业注册的"半月清"等商标为"河南省著名商标"。本案中,涉案商标时通公司在前诉中已经与仲景药业达成协议。在仲景药业撤诉后,时通公司违反双方协议约定,又对仲景药业的商标权进行侵权,其主观恶意比较明显,故法院适用惩罚性赔偿,判决时通公司停止侵权并赔偿 20 万元损失,彰显了人民法院对中医药知识产权的保护力度,引导全社会形成尊重中医药知识产权的共识,为传统中医药的发展与创新提供良好的司法保障。

【问题讨论】

1. 该案中时通公司商品为什么构成侵权？

2. 如何认定商标侵权行为？

3. 商标侵权行为发生后，受侵害人可以通过哪些途径来维护自身合法权益？

【案例分析】

1. "半月清"是河南仲景药业享有的注册商标专用权。时通公司在相同的中药产品上，也使用了"半月清"标识。商品相同、"半月清"标识中的汉字相同或相似、读音相同，容易导致相关消费者对商品来源产生混淆和误认，将被诉侵权商品误认为是仲景药业的商品或者与其存在特定联系，故时通公司的被控侵权行为侵犯了仲景药业对涉案商标所享有的专用权，被诉侵权商品构成侵权。

2. 认定为商标侵权行为的情况

（1）未经商标注册人的许可，在同一种商品或者类似商品上使用与其注册商标相同或者近似的商标的；

（2）销售侵犯注册商标专用权的商品的；

（3）伪造、擅自制造他人注册商标标识或者销售伪造、擅自制造的注册商标标识的；

（4）未经商标注册人同意，更换其注册商标并将该更换商标的商品又投入市场的；

（5）给他人的注册商标专用权造成其他损害的。

3. 商标侵权行为发生后，受侵害人应当注意对证据的及时提取和保全。在选择维权途径时，既可直接向工商行政部门投诉，也可直接向被告所在地或侵权行为所在地中级人民法院起诉，或者先向行政机关投诉再向人民法院起诉。

4. 适用法律依据 《中华人民共和国商标法》（2019 年修正）

第五十六条 注册商标的专用权，以核准注册的商标和核定使用的商品为限。

第五十七条 有下列行为之一的，均属侵犯注册商标专用权：（一）未经商标注册人的许可，在同一种商品上使用与其注册商标相同的商标的；（二）未经商标注册人的许可，在同一种商品上使用与其注册商标近似的商标，或者在类似商品上使用与其注册商标相同或者近似的商标，容易导致混淆的；（三）销售侵犯注册商标专用权的商品的；（四）伪造、擅自制造他人注册商标标识或者销售伪造、擅自制造的注册商标标识的；（五）未经商标注册人同意，更换其注册商标并将该更换商标的商品又投入市场的；（六）故意为侵犯他人商标专用权行为提供便利条件，帮助他人实施侵犯商标专用权行为的；（七）给他人的注册商标专用权造成其他损害的。

第六十条 有本法第五十七条所列侵犯注册商标专用权行为之一，引起纠纷的，由当事人协商解决；不愿协商或者协商不成的，商标注册人或者利害关系人可以向人民法院起诉，也可以请求工商行政管理部门处理。工商行政管理部门处理时，认定侵权行为成立的，责令立即停止侵权行为，没收、销毁侵权商品和主要用于制造侵权商品、伪造注册商标标识的工具，违法经营额五万元以上的，可以处违法经营额五倍以下的罚款，没有违法经营额或者违法经营额不足五万元的，可以处二十五万元以下的罚款。对五年内实施两次以上商标侵权行为或者有其他严重情节的,应当从重处罚。销售不知道是侵犯注册商标专用权的商品,能证明该商品是自己合法取得并说明提供者的,由工商行政管理部门责令停止销售。对侵犯商标专用权的赔偿数额的争议,当事人可以请求进行处理的工商行政管理部门调解,也可以依照《中华人民共和国民事诉讼法》向人民法院起诉。经工商行政管理部门调解,当事人未达成协议或者调解书生效后不履行的,当事人可以依照《中华人民共和国民事诉讼法》向人民法院起诉。

(二)药品实训案例

1. 销售假药案 销售假药鹿角胶:广西梧州两商家负责人被判刑

【案情简介】2021年4月,有群众举报称位于梧州市龙圩区的舒晴堂药房以较低价格出售鹿角胶等药品,可能为假药。接报后,梧州市市场监管投诉举报指挥中心执法人员到该药店购买鹿角胶等样品并送至专业机构检测,经检验无鹿角胶成分。

梧州市市场监管局对该药店负责人蒋某涉嫌销售假药鹿角胶进行立案,并联合公安机关对该药店的上级供货渠道进行追查,打断假药销售的非法渠道。

经侦查,该假药的来源指向程某经营的梧州市万秀区良方生草药店。梧州市公安机关和梧州市市场监管局经过外围摸底调查取证,随后对程某实行抓捕,在该仓库内依法扣押尚未销售的龟甲胶、鹿角胶、人工牛黄、阿胶等药品一批。经梧州市食品药品检验所检测,上述鹿角胶、龟甲胶、阿胶、人工牛黄均无该药的有效成分,依法认定为假药。

2022年4月,该案在梧州市龙圩区法院开庭审理。法院审理认为,两被告人的行为已构成销售假药罪。法院一审判决,被告人程某犯销售假药罪,判处有期徒刑八个月,缓刑一年,并处罚金人民币8 000元;判决被告人蒋某犯销售假药罪,判处拘役二个月,缓刑六个月,并处罚金人民币3 000元。

【问题讨论】

(1)本案有何违法行为?是如何定性的?

(2)违法者为此承担法律责任的依据是什么?

2. 制售假药案 淮安市淮阴区市场监管局查办张某某等生产销售假药案

【案情简介】2020年8月,淮安市淮阴区市场监管局根据举报线索,对淮阴区某小区1期6号楼103室进行检查,现场发现标注为"同宇堂宫糜一洗净"的产品17瓶和产品包装盒2 200份。该产品标注了"使用方法:宫内清洗每天早晚各20 ml,主治范围:白带异常、宫颈糜烂、宫颈炎、囊肿、早期宫颈癌"等内容。当事人乔某现场不能提供产品相关证明材料及购进票据。根据《中华人民共和国药品管理法》第九十八条第二款第(二)项的规定,淮安市市场监督管理局认定上述"同宇堂宫糜一洗净"产品为假药。淮阴区局将该案移交公安机关,淮安市公安局淮阴分局于2020年12月5日立案并与淮阴区市场监督管理局成立联合专案组。2021年2月,专案组经过细致摸排,抓获犯罪嫌疑人张某某、宋某某、高某某等人,捣毁制假售假窝点,该案已移送淮阴区人民检察院审查起诉。

【问题讨论】

(1)本案定性假药的依据是什么?

（2）试对违法者应承担的法律责任进行分析讨论。

3. **制售假药案　中药添加西药非法制售假药案**

【案情简介】2019年7月,湖南省涟源市市场监督管理局根据群众举报,历经3个月的深挖细查,联合公安机关成功查办一起隐藏于城乡结合部从事制售假药的李某等人生产销售假药案,抓捕犯罪嫌疑人3人,捣毁假药生产窝点1个、假药销售网点2个,现场查扣中药切片机、粉碎机、制丸机等制假设备和成品、原料、包装材料以及"祖传秘方""包治百病"等非法宣传资料。通过熟人介绍销售至湖北、河北等20余个省市。经执法检验,涉案假药检出非法添加的醋酸泼尼松、吲哚美辛、马来酸氯苯那敏等化学药物成分,长期服用对人体会造成精神行为障碍或再生障碍性贫血等危害。该案已被湖南省药品监管局、湖南省公安厅、湖南省人民检察院联合挂牌督办。检察机关已对李某等3名犯罪嫌疑人以生产销售假药罪、非法经营罪提起公诉。

该案例中,犯罪嫌疑人打着"祖传秘方"的幌子,进行"小作坊"非法添加、非法配制药品,开展"包治百病"的非法宣传,利用"风湿"等常见慢性病患者治病心切的心理,通过熟人介绍销售,其隐蔽性极强、欺骗性极高、危害性极大,违法性质十分恶劣,具有非常典型的代表性。

【问题讨论】

（1）该案中涉案产品被定性为假药的法律依据是什么?

（2）面对案例中的违法行为和产品,你能否识别?结合学过的药品及法律知识制作一堂药品辨识科普讲座,和同学们交流你的心得体会。

4. **无证生产案　江阴市市场监督管理局查办江阴某喷雾包装有限公司未经许可生产药品案**

【案情简介】2021年3月,江阴市市场监督管理局执法人员依法对江阴某喷雾包装有限公司进行现场检查。发现该公司厂房内存放有外观标识"VIGA5000 STRONG""金刚喷雾剂"等产品24箱,产品外包装均标示"Lidocaine"（利多卡因）字样,还发现生产设备2台,传送带上有和现场检查发现的成品类似的罐装物品。经检验,上述产品和疑似原料粉中均含有利多卡因。利多卡因是《中国药典》收载的局部麻醉及抗心律失常药,该公司生产含有利多卡因成分的产品的行为,应按药品进行管理。江阴市市场监督管理局邀请医院专家召开案件研讨会进行论证,认定产品中利多卡因含量低于合法药品剂量,不足以危害人体健康,故此案不予移送公安机关查处。该公司未取得药品生产许可证或药品经营许可证生产药品的行为违反了《中华人民共和国药品管理法》相关规定。江阴市市场监督管理局依法对当事人作出没收涉案药品、罚款800 000元的行政处罚。

【问题讨论】

（1）本案违法主体是谁?

（2）该案中的行为违反了哪项法律规定?

（3）该案中违法主体承担的是哪种性质的法律责任?

5. **无证经营案**

【案情简介】A药店因经营不善,注销了药品经营许可证。经与B药店协商,该店将剩余的

160 种、价值 2 万元的药品一次性转移至 B 药店销售。至药品监管执法人员检查时,B 药店已销售货值 5 000 元的该批药品。

【问题讨论】

(1) 本案违法主体是谁? 应定性为什么?

(2) 应承担什么法律责任?

(3) 库存药品应如何处理?

6. 无证经营案 李某无证经营未经批准进口的药品案

【案情简介】 2021 年 8 月 25 日,福州市市场监管局收到国家互联网药品网络交易监测平台相关线索信息,称某淘宝店涉嫌无证经营台湾中药产品。2021 年 9 月 2 日,福州市局执法人员联合公安机关执法人员对当事人李某住宅进行检查,在该住宅内发现"正记消痔丸""港香兰读书丸""小建中汤"等药品。当事人无法提供营业执照、药品经营许可证等相关资质材料。当事人行为涉嫌违反《中华人民共和国药品管理法》第五十一条第一款的规定。福州市局对涉案药品予以扣押,并于当天立案调查。

查办结果:当事人的行为构成未经许可擅自从事药品经营活动,非法经营数额超过十万元,涉嫌构成非法经营罪,根据《中华人民共和国行政处罚法》第二十七条第一款及《行政执法机关移送涉嫌犯罪案件的规定》第三条的规定,福州市局将该案移送公安机关,公安机关已于2021 年 9 月 2 日立案调查。

【问题讨论】 根据案情提示,查阅相应法律条款,讨论分析李某存在哪些违法行为? 分别应承担何种法律责任?

7. 超范围经营药品案:南京市江宁区市场监督管理局查办某大药房未按照《药品经营许可证》许可的经营范围经营药品案

【案情简介】 2021 年 04 月,南京市江宁区市场监督管理局依法对某大药房的经营场所进行现场检查,发现该药房的营业货架上存放有葛根、枸杞子、金银花、罗汉果等中药产品,经查阅《中国药典》2020 年版,证实葛根、枸杞子、金银花、罗汉果属于中药饮片。轩生堂大药房超出药品经营许可证许可的经营范围经营"中药饮片"的行为,违反《药品流通监督管理办法》第十七条之规定。南京市江宁区市场监督管理局依法对当事人作出没收违法所得、罚款 40 000 元的行政处罚。

【问题讨论】

(1) 查阅《药品流通监督管理办法》第十七条之规定,分析该药店经营行为违法的依据。

(2) 查阅葛根、枸杞子、金银花、罗汉果等可否按食品销售? 试讨论该药店的经营行为能否合法化?

8. 非法渠道购药案 厦门某医药有限公司违法购进药品案

【案情简介】 2021 年 9 月,厦门市海沧区市场监管局在进行飞行检查时,查获一起涉嫌违法购进药品案件。涉案企业厦门某医药有限公司为药品零售企业,明知药品零售企业的经营方式不得批发,仍然从不具备药品批发资格的药品零售企业购进库存药品,置于经营场所内销售,违

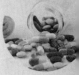

反了《中华人民共和国药品管理法》第五十五条的规定,构成从无药品经营资格的企业购进药品的违法行为。另当事人在明知防疫措施的情况下,在当地疫情严峻期间未按规定实名登记销售抗疫相关的四类药品,其行为涉嫌违反《厦门市应对新冠肺炎疫情工作指挥部〔2021〕第 7 号通告》要求。当事人已销售 8 种库存药品,违法所得为 196 元;涉案库存药品 250 种,货值金额为24 890 元。

查办结果:根据《中华人民共和国药品管理法》第一百二十六条、第一百二十九条的规定,我局决定责令当事人改正违法行为,并作如下处罚:(1) 警告;(2) 没收违法购进的药品 868 件;(3) 没收违法所得 196 元;(4) 罚款 250 000 元,罚没款共计 250 196 元。另对当事人涉嫌违反《厦门市应对新冠肺炎疫情工作指挥部〔2021〕第 7 号通告》要求,销售治疗发热、咳嗽的药品未进行实名制登记的行为,根据《突发事件应对法》第六十六条,海沧区局已于 2021 年 9 月 19 日,将该案件线索移送至厦门市公安局海沧分局处理。

【问题讨论】根据案情提示,查阅相关法律规范,阐述行政处罚的处罚依据。

9. 非法出租出借许可证案:秦皇岛某饮片公司非法出租出借许可证案

【案情简介】执法人员于 2019 年 4 月 8 日对秦皇岛某饮片有限责任公司进行现场检查时,发现该公司把三间库房提供给宋某等嫌疑人进行库存饮片销售,并为他们提供资质证明、往来票据等经营条件。经调查,该公司为他人以本企业的名义经营药品提供场所、资质证明文件、票据等便利条件,涉嫌违反《药品流通监督管理办法》。市场监管局没收违法所得 8 万元、罚款 24 万元。

【问题讨论】查阅《药品流通监督管理办法》,讨论辨析该案例中存在的违法行为及其危害性。

10. 监督支持行政机关依法查处生产、销售劣药行为案:某药业有限公司诉广东省原食品药品监督管理局、原国家食品药品监督管理总局行政处罚及行政复议案

【案情简介】广东省中山市原食品药品监督管理局(以下简称中山食药监局)根据原国家食品药品监督管理总局(以下简称国家食药监总局)的线索通告,于 2012 年 4 月对某药业有限公司库存的使用浙江省新昌县某胶丸厂等企业生产的空心胶囊所产胶囊剂药品进行查封和现场抽样并检验,发现 5 个品种共 7 批次胶囊剂药品检验项目中铬含量超过国家标准。中山食药监局责令某药业有限公司提供从胶囊生产企业购进药用空心胶囊的供货方资料、销售流向统计表等资料,但该公司仅提供了部分药品销售流向表,未提供完整会计账册,且提供的药品销售情况与事实不符。后中山食药监局以某药业有限公司生产的部分药品铬含量超标,属劣药,且该公司存在拒绝、逃避监督检查和隐匿有关证据材料等从重处罚情节为由,决定给予其没收劣药、没收违法所得并罚款的行政处罚,该处罚已由人民法院生效判决予以确认。后中山食药监局认为某药业有限公司生产劣药情节严重,向广东省原食品药品监督管理局(以下简称广东省食药监局)提请吊销某药业有限公司的药品生产许可证。广东省食药监局经听证、集体讨论等程序,于2015 年 6 月 8 日给予某药业有限公司吊销药品生产许可证的行政处罚。某药业有限公司不服,向国家食药监总局申请行政复议。国家食药监总局经行政复议维持了该行政处罚。某药业有限公司仍不服,提起本案行政诉讼,请求撤销行政处罚决定和行政复议决定。

裁判结果:法院经审理认为,生效判决已认定某药业有限公司存在生产销售劣药的违法行为,且在中山食药监局查处该公司生产销售劣药过程中,该公司存在拒绝、逃避检查等行为,属于情节严重的违法行为,依法应当在法定幅度内从重处罚,广东省食药监局作出吊销药品生产许可证的行政处罚于法有据。国家食药监总局作出的行政复议决定亦无程序违法之处。一审法院于2016年11月判决驳回某药业有限公司的诉讼请求。二审法院于2017年3月判决驳回上诉,维持一审判决。

某药业有限公司仍不服,向最高人民法院申请再审。最高人民法院经审查认为,某药业有限公司未尽质量检验法定义务,生产的5个品种共7个批次的胶囊剂药品,经检测铬含量超过国家标准,属于劣药;且在广东食药监局监督检查过程中,存在拒不提供销售客户汇总表、未及时完整提供销售药品的账册和清单、召回已销售药品与实际销售情况不一致等拒绝、逃避监督检查行为,属于情节严重、应当予以从重处罚的情形。广东省食药监局依法作出吊证处罚,国家食药监总局经复议予以维持,程序合法。于2018年7月裁定驳回其再审申请。

典型意义:药品安全涉及人民群众的生命安全和身体健康,必须实施严格监管,防范杜绝假药、劣药对人民群众生命健康造成损害。

本案中,某药业有限公司不但存在生产、销售劣药的违法行为,而且在行政执法检查过程中,存在拒不配合执法检查的行为,造成已流向市场的劣药无法全部召回,可能给使用该批药品的病人身体健康造成不良影响。广东省食药监局认定某药业有限公司的违法行为属于情节严重之情形,在没收该公司生产的劣药、没收违法所得并给予罚款的同时,另处吊销其药品生产行政许可的行政处罚,合法合理。本案本着坚持合法性审查、尊重行政机关行政裁量的原则,依法驳回某药业有限公司的诉讼请求,彰显了人民法院坚决落实中央"四个最严"要求,积极参与社会治理,严厉查处危害药品安全的违法行为和维护人民群众合法权益的裁判理念。

【问题讨论】学习新《药品管理法》第一百一十七条之规定,结合本案理解、体会"情节严重"情形及行政机关严格把握行政处罚从重情节的基础上,行使行政裁量权、吊销企业的药品生产行政许可,严厉查处危害药品安全的违法行为和维护人民群众合法权益的裁判理念。

11. 药品广告案　山西广播电视台发布"存元葆"药品广告违法案

【案情简介】2019年2月13日,太原市市场监督管理局依照职权检查发现,山西广播电视台在其自有的山西黄河频道发布的"存元葆"药品广告中,出现了表示药品功效的断言和保证的语言;利用广告代言人作推荐、证明等内容;且该广告发布的内容与广告审查批准的内容不一致,涉嫌违反了《中华人民共和国广告法》的相关规定。

责令当事人立即停止发布上述违法广告,并作如下行政处罚:没收广告发布费用4 000元;处罚款8 000元。

【问题讨论】

(1) 该药品广告存在哪些违法之处?

(2) 依照相关法律规定对该药品广告行为的处罚依据是什么?

12. 商标保卫战

【案情简介】"伟哥"商标案始于1998年,某外国公司研制生产的抗ED(男性性功能勃起障碍)特效药"Viagra"刚刚问世,"伟哥"这一名称就被国内媒体作为中文翻译名称而广泛使用。随后,国内A药业公司抢先在中国注册了"伟哥"这一中文商标,使得该外国公司的"Viagra"在进入中国市场时只能注册为"万艾可"。于是,双方便开始了争夺"伟哥"商标的"拉锯战"。该外国公司一直上诉到最高人民法院,2009年7月,最高人民法院作出民事裁定,驳回原告再审申请。

【问题讨论】

(1) 该外国公司在中国内地对"伟哥"商标是否享有权益?

(2) 中国A药业是否侵犯了该外国公司的商标专用权?

(3) "伟哥"商标与"万艾可"商标是否会使消费者产生混淆?

13. 山东非法疫苗案

【案情简介】2016年3月18日,山东警方破获案值5.7亿元非法疫苗案,疫苗未经严格冷链存储运输销往24个省市。这些非法疫苗中含25种儿童、成人用二类疫苗。

据济南警方统计,在长达5年多时间,庞某母女从陕西、重庆、吉林等10余个省市70余名医药公司业务员或疫苗贩子手中,低价购入流感、乙肝、狂犬病等25种人用疫苗(部分临期疫苗),然后加价售往湖北、安徽、广东、河南、四川等24个省、市、自治区的247名人员手中。

济南市食品药品监督管理局在协助公安机关侦破庞某等非法经营疫苗案中掌握的信息,共梳理出向庞某等提供疫苗及生物制品的上线线索107条,从庞某等处购进疫苗及生物制品的下线线索193条。

公诉机关指控,2013年6月至2015年4月,被告人庞某在缓刑考验期内,未取得药品经营许可证等资质条件在山东省聊城市、济南市天桥区等地进行药品经营活动。其间,庞某从国内多地购进冻干人用狂犬病疫苗、乙型肝炎人免疫球蛋白、B型嗜血杆菌结合疫苗等多种药品,存放于不符合冷藏要求的个人租赁场所,并以"配件"或"保健品"名义,用不符合冷藏要求的运输方式通过快递公司将上述药品发往本省及省外买家,销售金额共计74 970 966元。2014年9月至2015年4月,被告人孙某知其母亲庞某未取得药品经营许可证等资质条件,仍帮助庞某从事记录账目、收货、发货、银行转账等非法经营药品的活动,参与销售金额共计42 666 272元。公诉机关据此提请以非法经营罪追究庞某、孙某的刑事责任。

2017年5月19日,"山东疫苗案"主犯庞某及其女儿孙某二审维持原判,以非法经营罪分别获有期徒刑十九年、六年,没收全部财产近800万元。2018年2月2日,贾某、倪某等4人非法向"山东疫苗案"主犯庞某销售疫苗一案,江苏省泰州市中级人民法院二审宣判:"驳回上诉、维持原判"。

【问题讨论】

(1) 列出该案适用的法律法规名称及条款。

(2) 运用所学药事法规知识分析该案中存在哪些行政违法违规行为?

（3）怎样才是合法的疫苗经营渠道？

14. 长春长生疫苗事件

【案情简介】 2017年11月，长春长生生物科技有限公司和武汉生物制品研究所有限责任公司生产的各一批次共计65万余支百白破疫苗效价指标不符合标准规定，被食药监总局责令企业查明流向，并要求立即停止使用不合格产品。

2018年7月15日，国家药品监督管理局发布通告指出，长春长生生物科技有限公司冻干人用狂犬病疫苗生产存在记录造假等行为。

2018年10月16日，国家药品监督管理局和吉林省食品药品监督管理局依法从严对长春长生生物科技有限责任公司（以下简称"长春长生公司"）违法违规生产狂犬病疫苗作出行政处罚。

行政处罚决定书载明，长春长生公司存在以下八项违法事实：一是将不同批次的原液进行勾兑配制，再对勾兑合批后的原液重新编造生产批号；二是更改部分批次涉案产品的生产批号或实际生产日期；三是使用过期原液生产部分涉案产品；四是未按规定方法对成品制剂进行效价测定；五是生产药品使用的离心机变更未按规定备案；六是销毁生产原始记录，编造虚假的批生产记录；七是通过提交虚假资料骗取生物制品批签发合格证；八是为掩盖违法事实而销毁硬盘等证据。

行政处罚决定书认定，上述行为违反了《中华人民共和国药品管理法》及其实施条例，以及《药品生产质量管理规范》《药品生产监督管理办法》《生物制品批签发管理办法》等法律法规和规章。

依据行政处罚管辖有关规定，国家药品监督管理局和吉林省食品药品监督管理局分别对长春长生公司作出多项行政处罚。国家药品监督管理局撤销长春长生公司狂犬病疫苗（国药准字S20120016）药品批准证明文件；撤销涉案产品生物制品批签发合格证，并处罚款1203万元。吉林省食品药品监督管理局吊销其药品生产许可证；没收违法生产的疫苗、违法所得18.9亿元，处违法生产、销售货值金额三倍罚款72.1亿元，罚没款共计91亿元；此外，对涉案的高某等14名直接负责的主管人员和其他直接责任人员作出依法不得从事药品生产经营活动的行政处罚。涉嫌犯罪的，由司法机关依法追究刑事责任。

本案中，众多国家、地方药品监督相关工作人员因监管不到位、监督指导不力、审查把关不严、失察失责等问题被行政处分。证监会开出了《行政处罚决定书》及相关人员《市场禁入决定书》。中国保险监督管理委员会发布《关于发布长春长生公司狂犬病问题疫苗赔偿实施方案的公告》，通报《长春长生公司狂犬病问题疫苗赔偿实施方案》。方案指出，造成一般残疾的，一次性赔偿20万元/人；造成重度残疾或瘫痪的，一次性赔偿50万元/人；导致死亡的，一次性赔偿65万元/人。公安机关对长春长生生物科技有限责任公司董事长高某等18名犯罪嫌疑人向检察机关提请批准逮捕，追究刑事责任。

【问题讨论】

（1）对照国家药监局列出的违法事实，逐一查找GMP中相应的法规条款，阐明违规依据。

（2）本案中国家药监部门作出行政处罚的法律依据是什么？

（3）结合案情阐述行政处分、行政处罚、民事责任和刑事处罚的区别。

15. 鸿茅药酒案

【案情简介】2017 年 12 月 19 日，广州医生谭某发布网帖《中国神酒"鸿毛药酒"，来自天堂的毒药》，引发鸿茅药酒案。事后，内蒙古凉城县警方以"损害商品声誉罪"跨省抓捕了这位医生。一时间，关于该医生的言论是否对鸿茅药酒构成严重损害、警方跨省追捕是否存在民事纠纷刑事化的问题等疑问成为舆论焦点。尽管 4 月 17 日这位医生走出了看守所，但有关鸿茅药酒的安全性、有效性和违法广告等问题各方依然高度关注。

关于鸿茅药酒的产品属性，鸿茅药酒既不是酒，也不是保健食品，而是拥有"国药准字 Z15020795"批准文号的药品。由原内蒙古自治区卫生厅于 1992 年 10 月 16 日批准注册，后经内蒙古自治区食品药品监督管理局两次再注册，现批准文号有效期至 2020 年 3 月 18 日。关于鸿茅药酒的药品标准收载于《中药成方制剂》第十四册，处方含有 67 味药，规格为每瓶装 250 ml 和 500 ml。鸿茅药酒的说明书上也明确标注了祛风除湿、补气通络、舒筋活血、健脾温肾等主治功能。关于鸿茅药酒的广告问题，专家认为，鸿茅药酒通过广告宣传，不断弱化药品属性、强化保健功能，一定程度上模糊了药品与保健食品的边界，对消费者产生了误导。鸿茅药酒广告中不乏非药品宣传词，"肾虚腰酸鸿茅酒，每天两口病喝走""中老年健康需要每天呵护"等鸿茅药酒广告词为消费者所熟悉，更有超出药品说明书的"鸿茅药酒，每天两口""270 余年养生上品"等广告用语。

据统计，鸿茅药酒的广告宣传在江苏、辽宁、山西、湖北等 25 个省市级食药监部门都曾被通报广告违法，不完全统计的违法次数达 2 630 次，被暂停销售数十次。"监管部门不能因为企业之前的广告违规，就拒绝审查企业新的广告。鸿茅药酒正是利用了这一点，即便广告不断受到查处，仍通过修改此前的广告继续不断申请新广告。"记者了解到，近年来内蒙古自治区食药监局为鸿茅药酒审批过 1 192 个广告批件。

【问题讨论】

（1）鸿茅药酒的广告构成违法吗？依据是什么？

（2）药品和保健食品的区别是什么？

（3）面对案例中情形，你有什么治理良策吗？

16. 翟一平案宣判

【案情简介】2019 年 10 月，被称为现实版"药神"的翟一平案宣判。上海铁路运输法院认为，翟一平伙同他人共同违反国家药品管理法律法规，在未取得药品经营许可证的情况下非法经营药品，数额达 470 余万元，情节特别严重，其行为已构成非法经营罪；翟一平在共同犯罪中起次要、辅助作用，系从犯，依法应当减轻处罚；翟一平归案后能如实供述犯罪事实，且对认罪认罚可能导致的法律后果有明确的认知，自愿认罪认罚，依法可以从轻处罚。上海铁路运输法院判决，翟一平犯非法经营罪，判处有期徒刑 3 年，缓刑 3 年，并处罚金人民币 3 万元。

2018 年 2 月，被告人翟一平和郭某（另案处理）在未取得药品经营许可证的情况下，共同商議決定,由郭某利用境外渠道购买 Opdivo、Keytruda、Lenvima 抗癌药品,经国际航班乘务人员私自带入境内交给被告人翟一平,后由翟一平负责通过 QQ、微信等渠道向癌症患者加价5%代购费销售。其中,Opdivo(100 mg/10 ml)售价为人民币 13 500 元、Opdivo(40 mg/4 ml)售价为 5 500 元、Keytruda(100 mg)售价为 28 000 元、Lenvima(30 粒装)售价为 19 500 元。2018 年 2 月至 7 月间,被告人翟一平与郭某共同非法经营药品数额共计 470 余万元。

经药品生产企业认定,上述被查获的药品均系正规生产药品,且均于 2018 年 7 月至 9 月间经国家药品监督管理局批准在中国上市销售。翟一平所代购的 PD—1 已于 2018 年 8 月 28 日在全国 50 多个城市正式开售,且境内零售价比从德国代购更便宜。100 mg/10 ml 规格零售价为 9 260 元,40 mg/4 ml 规格零售价为 4 591 元。

2019 年 8 月 26 日,新修订的《药品管理法》经审议通过。新《药品管理法》第一百二十四条规定,未经批准进口少量境外已合法上市的药品,情节较轻的,可以依法减轻或者免予处罚。新法对假劣药的范围也进行了修改,没有再把未经批准进口的药品列为假药。

【问题讨论】

(1)你是否支持法院的判决?说明理由。

(2)找出新《药品管理法》对该案情形作出的法律调整。

(3)如果该案在新《药品管理法》实施后发生,当事人承担的法律责任会有不同吗?

17.深圳假药案

【案情简介】2018 年 1 月,深圳市中级人民法院审结一起特大生产、销售假药案。法院披露,2014 年 9 月至 2016 年 3 月期间,被告人纪某伙同被告人陈某等人,在香港、深圳注册多家公司,并以此为据点,从新加坡、印度等地大量购买未经国家批准进口的抗癌药物,如马法兰、格列卫、易瑞沙等,走私入境后再以 2 倍以上的价格销售给患者,一盒药获利上万元。同时采取通过公司官网宣传、向各地医院的医生推销等方式,将这些药品销往全国各地。涉案人员在没有经营许可证的情况下,销售的抗癌药品有万珂、阿比特龙、格列卫、美罗华、马法兰、AZD9291 等 30 余种,一盒抗癌药价格从几百元到几万元不等。在这些药品中,销售价基本是进货价的两倍以上。如格列卫的进货价是 500 元,销售价是 1 500 元左右;美罗华进价 7 500 元,售价达 15 000~17 500 元。

涉案人员主要营销手段是以分成的方式让医生"搭桥牵线"推荐给癌症患者及其家属,然后通过快递派送。纪某供认,帮忙联系介绍业务的医生一般是按照药品销售额的 10%分成,通过他们提供的账号转账过去。

除此之外,这个团伙还自行调配制作所谓的抗癌药品、盗用国内外知名抗癌药品牌销售给患者。

AZD9291 是美国阿斯利康公司生产的癌症新药,主治晚期非小细胞类肺癌,2015 年被 FDA(美国食品药品监督管理局)批准上市,2017 年才在中国上市。AZD9291 作为第三代肿瘤抑制剂,能够解决前两代药物的耐药问题,售价高昂,一盒药售价 5 万元左右(80 毫克×30 粒),仅能满足患者一个月的用量。纪某售卖的 AZD9291 药粉价格则要便宜得多。纪某

184

交代,他的进货渠道,价格仅为 600 元/g。这些药物经他手转卖给下线也只加了 300 元左右,再次经手转卖给患者也不过是 2 000 元/g。纪某等人从上线手里拿到药粉,装在小塑料瓶里。这些药粉需要按照比例跟无菌淀粉和果糖搭配一起装进胶囊里才能服用。纪某等人交代,他们要负责把药粉和淀粉装进胶囊里,加工成胶囊,而剂量比例是送货渠道早就确定好的。

中国食品药品检定研究院对稽查局送来的 AZD9291 药粉进行了检测,发现药粉里 AZD9291 的含量只有 30%。涉案的自行灌装药品检验结果不合格,证实其不含有效成分,属于假药。而经深圳市市场稽查局的鉴定,涉案的走私抗肿瘤药物,均属于必须经国家批准进口却未经批准的药品,依法应按假药论处。

"我们拿货的时候,对方告诉我们是正规药品,药品纯度是 99%,我被他们骗了。"

【问题讨论】

(1) 分析本案中涉案人员存在哪几种行政违法行为?

(2) 结合案情,要保证药品质量,哪些重要的环节需要加强监管?

18. 聊城"假药事件"

【案情简介】2018 年 4 月,患者王某禹因患小细胞肺癌和膀胱癌,入住聊城市肿瘤医院,同年 11 月 10 日因病去世。治疗期间,主任医师陈某向王某禹之女王某青推荐未经批准的进口药"卡博替尼",让其自行购买。王某青请陈某介绍购买渠道,陈某将购买过此药的病人家属王某伟介绍给王某青。应王某青之弟王某光请求,王某伟将为其父购买但未使用的 1 瓶"卡博替尼"转卖给王某光;后应王某光请求,王某伟又从段某真处帮其购买一瓶"卡博替尼",共获利 784 元。后患者因病去世,患者的女儿开始到医院闹医生无果,之后鉴定药物告医生,结果判定医生情节轻微不予处置。但是家属找到了山东电视台后,引爆了整个事件,聊城市卫健委对陈宗祥医生给予责令暂停一年执业活动的行政处罚。

依照《药品管理法》有关规定,"卡博替尼"为必须批准而未经批准进口的药品。陈某向患者推荐"卡博替尼"并列入医嘱,违反了《执业医师法》相关规定。《执业医师法》明确规定:医生必须使用经国家批准的药品、消毒药剂和医疗器械。

2014 年,"两高"在《关于办理危害药品安全刑事案件适用法律若干问题的解释》第六条规定:医疗机构、医疗机构工作人员明知是假药、劣药而有偿提供给他人使用……的行为,应当认定为刑法第一百四十一条、第一百四十二条规定的"销售"。

2019 年 3 月 24 日,山东公安通报,对"聊城主任医师开假药"问题,依法对陈某、王某伟作出终止侦查的决定。陈某向患者推荐"卡博替尼"并列入医嘱,违反了《执业医师法》相关规定。但未发现陈某从中牟利,与药品销售人员也不存在利益关联,没有证据证明王某禹死亡与该药有直接关系。其行为虽属违法,但不构成犯罪。患者家属王某青在其父去世后,多次辱骂陈某和院方工作人员,扰乱医院正常秩序,对其予以训诫。

【问题讨论】

(1) 试结合案情解释聊城市卫健委处罚决定的正当性。

(2) 对患方家属追究陈某"销售假药罪"刑事责任的诉求,公安机关为何不予支持而作出终止侦查决定?

19. 某药店未凭处方销售处方药被处罚案

【案情简介】2019 年 7 月 24 日,浙江温州市洞头区市场监管局依法对某医药连锁有限公司门店进行检查,发现该店未凭处方销售处方药,未进行电子处方审核等违法行为后,责令当事人立即改正,逾期不改正的,责令停业整顿并处罚款。但该店在接到责令改正通知后未进行整改,于 2019 年 7 月 28 日至 7 月 29 日,仍未凭处方销售处方药,或者有的处方无执业药师审核,无配药药师、复核药师签名,处方笺上执业药师的审核人员、调配人员均由同一人签名,共计销售 5 盒处方药。

当事人未凭处方销售处方药,违反了《中华人民共和国药品管理法》和《药品经营质量管理规范》之规定,根据《药品经营质量管理规范》第一百八十三条以及《中华人民共和国药品管理法》第七十八条的规定,对当事人处以责令停业整顿并罚款 1.5 万元。

【问题讨论】

(1)试根据该案情写一份行政处罚决定书(格式文件可由教师提供或在教师指导下在网上自行下载)。

(2)试根据新《药品管理法》列出该案的处罚依据和处罚结果。

20. 某医药公司因通过互联网交易方式直接向公众销售处方药被处罚

【案情简介】泉州市食品药品投诉举报中心接到举报电话。根据举报线索,泉州市食品药品监督管理局对泉州市某医药公司进行现场核查。检查该公司的互联网药品销售平台(天猫某网店)时,发现该公司涉嫌存在采用互联网交易的方式直接向公众销售处方药的行为。泉州市食品药品监督管理局依法对该公司予以立案调查。经查明,该公司于 2017 年 11 月 2 日至 2018 年 2 月 26 日期间,通过天猫某网店共售出处方药阿奇霉素软胶囊 30 盒,销售价格 19.7 元/盒~46 元/盒,销售总金额 842 元。当事人采用互联网交易的方式直接向公众销售处方药的货值金额为 842 元,违法所得 842 元。

该公司采用互联网交易的方式直接向公众销售处方药的行为违反了《药品流通监督管理办法》第二十一条"药品生产、经营企业不得采用邮售、互联网交易等方式直接向公众销售处方药。"之规定。依据《药品流通监督管理办法》第四十二条"药品生产、经营企业违反本办法第二十一条……,以邮售、互联网交易等方式直接向公众销售处方药的,责令改正,给予警告,并处销售药品货值金额二倍以下的罚款,但是最高不超过三万元。"之规定予以行政处罚。

对于该公司的上述违法行为,依法予以责令改正,并给予以下行政处罚:(1)警告;(2)处货值金额的 1.5 倍罚款 1 263 元。

【问题讨论】

(1)试根据该案情写一份行政处罚决定书(格式文件可由教师提供或在教师指导下网上自行下载)。

(2)根据案情制定行政处罚一般程序流程图,并分组模拟实施。

21. 云南药监局发布质量公告

【案情简介】2019 年 12 月 10 日,云南省药监局发布 2019 年第 2 期不合格药品质量公告。

公告显示,为加强药品质量监管,保障公众用药安全,云南省各级药品监督管理部门在全省范围内开展了药品监督抽检,根据全省药品抽检核查情况,将抽检发现的不合格药品予以公告。该次公示的48批不合格药品,全部是中药及其饮片,其中大黄、独活、薄荷、地骨皮、羌活、天冬等品种多批次均不合格。公示的48批不合格中药饮片,不合格项目为含量、性状、浸出物、杂质、总灰分等。

易门沈会昌中医诊所山茱萸发现霉变,姚安县栋川镇南街卫生室山楂检查发现虫卵,昆明井田药业有限公司大黄发现虫卵,云南穗明生物科技开发有限公司的茜草发现有其他混杂品。

【问题讨论】

(1) 新版《药品管理法》关于假、劣药是怎样规定的?

(2) 按新版《药品管理法》应怎样认定案例中所涉不合格中药?

(3) 案例中所涉及的药店、诊所、饮片厂、药企、医院是否都要按照新版《药品管理法》进行追责处罚?

22. 南通破获某药房销售假药案

【案情简介】2019年3月,江苏省南通市公安局经侦支队对启东某大药房销售名为"喘清"保健品的假药案进行立案侦查。经查,假药来源于陕西省西安市某中草药研发有限公司。该公司组织生产添加了激素"醋酸泼尼松"成分的"喘清",并冒用其他保健品的批号,将"喘清"作为药品由内蒙古呼和浩特某商贸公司在全国各地发展地区销售代理,分别销往河北、内蒙古、辽宁、江苏、浙江、江西、山东、河南等地,涉案金额1 000万元以上。该案件特点:一是产、供、销分离,销售覆盖面广,形成了生产、总代理、地区分代理的专业化营销模式。二是暴利惊人,每盒2.1元的"喘清"到药店等零售环节已高达29.8元。

【问题讨论】

(1) 本案中"喘清"应如何定性?定性依据是什么?

(2) 本案中涉及哪些违法企业和人员?

(3) 如果按新《药品管理法》处罚,应对相应企业和人员作出哪些行政处罚?

三、实训所需

1. **专业材料**　药事管理相关法律法规资料。

2. **专业刊物**　《中国中医药报》《健康报》《中国药物警戒》等。

3. **网络资源**　公安部、国家卫生健康委员会、国家药品监督管理局和中国药物警戒等网站。

4. **硬件设备**　计算机等。

四、实训要点

(一)实训安排

1. **班级分组**　每小组5～6人,小组成员分工。

2. **案例分析**　将所提供的实训案例按小组分配,小组除对提供的案例进行讨论分析外,再

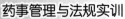

收集1~2份药品案例并进行分析。制作PPT,内容包括案情简介和案例分析。

3. 小组汇报　召开班级讨论会,每组选派1名代表作汇报发言。

4. 老师点评。

5. 实训考核　药品典型案例分析实训考核见表11-1。

(二) 实训注意

1. 熟悉药事管理不同领域案例分析方法。

2. 充分利用专业报纸、期刊、网络等资源收集药品案例,案例内容来源真实可靠,力求案例"新"和"近"。

(三) 实训流程

药品典型案例分析实训流程如图11-1所示。

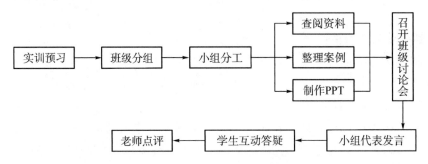

图11-1　药品典型案例分析实训流程图

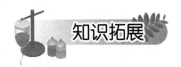

德国的互联网药品交易形式

德国的互联网药品交易形式在2004年初被批准认可,被批准在互联网药品交易企业必须拥有药品邮购销售许可,并有能力在顾客进行网上订购后的48小时内将药品寄给顾客。德国医药协会属下的药剂师协会负责监测互联网药品服务并将违法违规网站名单报告给政府部门,要求执业者必须具有药剂师资格证,并加入该协会。医疗参保者应在德国或欧盟境内注册的合法网上药店购买药品。政府要求公众在网上购买药品时必须前往医疗保险公司或消费者协会咨询网上药店的真假,认真辨别网上药店的从业资格和由政府颁发的质量认证标志。否则一旦在网上被不法分子欺骗后买到假冒、非法或质量低劣的药品,将不被医疗保险公司认可。

思考题

1. 药品案例分析的目的是什么?

2. 如何做好药品案例分析?

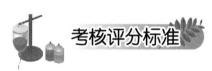 考核评分标准

表 11–1 药品典型案例分析实训考核表

班级：　　　　　　姓名：　　　　　　学号：　　　　　　得分：

项　目	分值	实训考核指标	得分及扣分依据
案例要求 （20分）	5	所选案例围绕药事管理不同领域	
	5	所选案例内容不重复	
	5	药品案例力求"新"或"近"	
	5	案例来源真实可靠	
案例分析 （40分）	10	案例内容完整,包括案情简介和案例分析	
	20	分析准确、论证充分,有依据	
	10	专业用语规范	
小组汇报 （30分）	10	PPT简洁、清晰、美观,引入适当插图或视频	
	10	语言准确、流畅,重点突出	
	10	有案例分析总结	
生生互评 （10分）	10	小组间相互评分	
总　分			

监考教师：　　　　　　　　　　　　　　　　　考核时间：

（张琳琳）

附录　中华人民共和国药品管理法

中华人民共和国主席令

第三十一号

《中华人民共和国药品管理法》已由中华人民共和国第十三届全国人民代表大会常务委员会第十二次会议于 2019 年 8 月 26 日修订通过,现予公布,自 2019 年 12 月 1 日起施行。

中华人民共和国主席　习近平

2019 年 8 月 26 日

中华人民共和国药品管理法

(1984 年 9 月 20 日第六届全国人民代表大会常务委员会第七次会议通过　2001 年 2 月 28 日第九届全国人民代表大会常务委员会第二十次会议第一次修订　根据 2013 年 12 月 28 日第十二届全国人民代表大会常务委员会第六次会议《关于修改〈中华人民共和国海洋环境保护法〉等七部法律的决定》第一次修正　根据 2015 年 4 月 24 日第十二届全国人民代表大会常务委员会第十四次会议《关于修改〈中华人民共和国药品管理法〉的决定》第二次修正　2019 年 8 月 26 日第十三届全国人民代表大会常务委员会第十二次会议第二次修订)

目　录

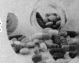

第一章　总　则

第一条　为了加强药品管理,保证药品质量,保障公众用药安全和合法权益,保护和促进公众健康,制定本法。

第二条　在中华人民共和国境内从事药品研制、生产、经营、使用和监督管理活动,适用本法。

本法所称药品,是指用于预防、治疗、诊断人的疾病,有目的地调节人的生理机能并规定有适应症或者功能主治、用法和用量的物质,包括中药、化学药和生物制品等。

第三条　药品管理应当以人民健康为中心,坚持风险管理、全程管控、社会共治的原则,建立科学、严格的监督管理制度,全面提升药品质量,保障药品的安全、有效、可及。

第四条　国家发展现代药和传统药,充分发挥其在预防、医疗和保健中的作用。

国家保护野生药材资源和中药品种,鼓励培育道地中药材。

第五条　国家鼓励研究和创制新药,保护公民、法人和其他组织研究、开发新药的合法权益。

第六条　国家对药品管理实行药品上市许可持有人制度。药品上市许可持有人依法对药品研制、生产、经营、使用全过程中药品的安全性、有效性和质量可控性负责。

第七条　从事药品研制、生产、经营、使用活动,应当遵守法律、法规、规章、标准和规范,保证全过程信息真实、准确、完整和可追溯。

第八条　国务院药品监督管理部门主管全国药品监督管理工作。国务院有关部门在各自职责范围内负责与药品有关的监督管理工作。国务院药品监督管理部门配合国务院有关部门,执行国家药品行业发展规划和产业政策。

省、自治区、直辖市人民政府药品监督管理部门负责本行政区域内的药品监督管理工作。设区的市级、县级人民政府承担药品监督管理职责的部门(以下称药品监督管理部门)负责本行政区域内的药品监督管理工作。县级以上地方人民政府有关部门在各自职责范围内负责与药品有关的监督管理工作。

第九条　县级以上地方人民政府对本行政区域内的药品监督管理工作负责,统一领导、组织、协调本行政区域内的药品监督管理工作以及药品安全突发事件应对工作,建立健全药品监督管理工作机制和信息共享机制。

第十条　县级以上人民政府应当将药品安全工作纳入本级国民经济和社会发展规划,将药品安全工作经费列入本级政府预算,加强药品监督管理能力建设,为药品安全工作提供保障。

第十一条　药品监督管理部门设置或者指定的药品专业技术机构,承担依法实施药品监督管理所需的审评、检验、核查、监测与评价等工作。

第十二条 国家建立健全药品追溯制度。国务院药品监督管理部门应当制定统一的药品追溯标准和规范,推进药品追溯信息互通互享,实现药品可追溯。

国家建立药物警戒制度,对药品不良反应及其他与用药有关的有害反应进行监测、识别、评估和控制。

第十三条 各级人民政府及其有关部门、药品行业协会等应当加强药品安全宣传教育,开展药品安全法律法规等知识的普及工作。

新闻媒体应当开展药品安全法律法规等知识的公益宣传,并对药品违法行为进行舆论监督。有关药品的宣传报道应当全面、科学、客观、公正。

第十四条 药品行业协会应当加强行业自律,建立健全行业规范,推动行业诚信体系建设,引导和督促会员依法开展药品生产经营等活动。

第十五条 县级以上人民政府及其有关部门对在药品研制、生产、经营、使用和监督管理工作中做出突出贡献的单位和个人,按照国家有关规定给予表彰、奖励。

第二章 药品研制和注册

第十六条 国家支持以临床价值为导向、对人的疾病具有明确或者特殊疗效的药物创新,鼓励具有新的治疗机理、治疗严重危及生命的疾病或者罕见病、对人体具有多靶向系统性调节干预功能等的新药研制,推动药品技术进步。

国家鼓励运用现代科学技术和传统中药研究方法开展中药科学技术研究和药物开发,建立和完善符合中药特点的技术评价体系,促进中药传承创新。

国家采取有效措施,鼓励儿童用药品的研制和创新,支持开发符合儿童生理特征的儿童用药品新品种、剂型和规格,对儿童用药品予以优先审评审批。

第十七条 从事药品研制活动,应当遵守药物非临床研究质量管理规范、药物临床试验质量管理规范,保证药品研制全过程持续符合法定要求。

药物非临床研究质量管理规范、药物临床试验质量管理规范由国务院药品监督管理部门会同国务院有关部门制定。

第十八条 开展药物非临床研究,应当符合国家有关规定,有与研究项目相适应的人员、场地、设备、仪器和管理制度,保证有关数据、资料和样品的真实性。

第十九条 开展药物临床试验,应当按照国务院药品监督管理部门的规定如实报送研制方法、质量指标、药理及毒理试验结果等有关数据、资料和样品,经国务院药品监督管理部门批准。国务院药品监督管理部门应当自受理临床试验申请之日起六十个工作日内决定是否同意并通知临床试验申办者,逾期未通知的,视为同意。其中,开展生物等效性试验的,报国务院药品监督管理部门备案。

开展药物临床试验,应当在具备相应条件的临床试验机构进行。药物临床试验机构实行备案管理,具体办法由国务院药品监督管理部门、国务院卫生健康主管部门共同制定。

第二十条 开展药物临床试验,应当符合伦理原则,制定临床试验方案,经伦理委员会审查同意。

伦理委员会应当建立伦理审查工作制度,保证伦理审查过程独立、客观、公正,监督规范开展药物临床试验,保障受试者合法权益,维护社会公共利益。

第二十一条　实施药物临床试验,应当向受试者或者其监护人如实说明和解释临床试验的目的和风险等详细情况,取得受试者或者其监护人自愿签署的知情同意书,并采取有效措施保护受试者合法权益。

第二十二条　药物临床试验期间,发现存在安全性问题或者其他风险的,临床试验申办者应当及时调整临床试验方案、暂停或者终止临床试验,并向国务院药品监督管理部门报告。必要时,国务院药品监督管理部门可以责令调整临床试验方案、暂停或者终止临床试验。

第二十三条　对正在开展临床试验的用于治疗严重危及生命且尚无有效治疗手段的疾病的药物,经医学观察可能获益,并且符合伦理原则的,经审查、知情同意后可以在开展临床试验的机构内用于其他病情相同的患者。

第二十四条　在中国境内上市的药品,应当经国务院药品监督管理部门批准,取得药品注册证书;但是,未实施审批管理的中药材和中药饮片除外。实施审批管理的中药材、中药饮片品种目录由国务院药品监督管理部门会同国务院中医药主管部门制定。

申请药品注册,应当提供真实、充分、可靠的数据、资料和样品,证明药品的安全性、有效性和质量可控性。

第二十五条　对申请注册的药品,国务院药品监督管理部门应当组织药学、医学和其他技术人员进行审评,对药品的安全性、有效性和质量可控性以及申请人的质量管理、风险防控和责任赔偿等能力进行审查;符合条件的,颁发药品注册证书。

国务院药品监督管理部门在审批药品时,对化学原料药一并审评审批,对相关辅料、直接接触药品的包装材料和容器一并审评,对药品的质量标准、生产工艺、标签和说明书一并核准。

本法所称辅料,是指生产药品和调配处方时所用的赋形剂和附加剂。

第二十六条　对治疗严重危及生命且尚无有效治疗手段的疾病以及公共卫生方面急需的药品,药物临床试验已有数据显示疗效并能预测其临床价值的,可以附条件批准,并在药品注册证书中载明相关事项。

第二十七条　国务院药品监督管理部门应当完善药品审评审批工作制度,加强能力建设,建立健全沟通交流、专家咨询等机制,优化审评审批流程,提高审评审批效率。

批准上市药品的审评结论和依据应当依法公开,接受社会监督。对审评审批中知悉的商业秘密应当保密。

第二十八条　药品应当符合国家药品标准。经国务院药品监督管理部门核准的药品质量标准高于国家药品标准的,按照经核准的药品质量标准执行;没有国家药品标准的,应当符合经核准的药品质量标准。

国务院药品监督管理部门颁布的《中华人民共和国药典》和药品标准为国家药品标准。

国务院药品监督管理部门会同国务院卫生健康主管部门组织药典委员会,负责国家药品标准的制定和修订。

国务院药品监督管理部门设置或者指定的药品检验机构负责标定国家药品标准品、对照品。

第二十九条 列入国家药品标准的药品名称为药品通用名称。已经作为药品通用名称的,该名称不得作为药品商标使用。

第三章 药品上市许可持有人

第三十条 药品上市许可持有人是指取得药品注册证书的企业或者药品研制机构等。

药品上市许可持有人应当依照本法规定,对药品的非临床研究、临床试验、生产经营、上市后研究、不良反应监测及报告与处理等承担责任。其他从事药品研制、生产、经营、储存、运输、使用等活动的单位和个人依法承担相应责任。

药品上市许可持有人的法定代表人、主要负责人对药品质量全面负责。

第三十一条 药品上市许可持有人应当建立药品质量保证体系,配备专门人员独立负责药品质量管理。

药品上市许可持有人应当对受托药品生产企业、药品经营企业的质量管理体系进行定期审核,监督其持续具备质量保证和控制能力。

第三十二条 药品上市许可持有人可以自行生产药品,也可以委托药品生产企业生产。

药品上市许可持有人自行生产药品的,应当依照本法规定取得药品生产许可证;委托生产的,应当委托符合条件的药品生产企业。药品上市许可持有人和受托生产企业应当签订委托协议和质量协议,并严格履行协议约定的义务。

国务院药品监督管理部门制定药品委托生产质量协议指南,指导、监督药品上市许可持有人和受托生产企业履行药品质量保证义务。

血液制品、麻醉药品、精神药品、医疗用毒性药品、药品类易制毒化学品不得委托生产;但是,国务院药品监督管理部门另有规定的除外。

第三十三条 药品上市许可持有人应当建立药品上市放行规程,对药品生产企业出厂放行的药品进行审核,经质量受权人签字后方可放行。不符合国家药品标准的,不得放行。

第三十四条 药品上市许可持有人可以自行销售其取得药品注册证书的药品,也可以委托药品经营企业销售。药品上市许可持有人从事药品零售活动的,应当取得药品经营许可证。

药品上市许可持有人自行销售药品的,应当具备本法第五十二条规定的条件;委托销售的,应当委托符合条件的药品经营企业。药品上市许可持有人和受托经营企业应当签订委托协议,并严格履行协议约定的义务。

第三十五条 药品上市许可持有人、药品生产企业、药品经营企业委托储存、运输药品的,应当对受托方的质量保证能力和风险管理能力进行评估,与其签订委托协议,约定药品质量责任、操作规程等内容,并对受托方进行监督。

第三十六条 药品上市许可持有人、药品生产企业、药品经营企业和医疗机构应当建立并实施药品追溯制度,按照规定提供追溯信息,保证药品可追溯。

第三十七条　药品上市许可持有人应当建立年度报告制度,每年将药品生产销售、上市后研究、风险管理等情况按照规定向省、自治区、直辖市人民政府药品监督管理部门报告。

第三十八条　药品上市许可持有人为境外企业的,应当由其指定的在中国境内的企业法人履行药品上市许可持有人义务,与药品上市许可持有人承担连带责任。

第三十九条　中药饮片生产企业履行药品上市许可持有人的相关义务,对中药饮片生产、销售实行全过程管理,建立中药饮片追溯体系,保证中药饮片安全、有效、可追溯。

第四十条　经国务院药品监督管理部门批准,药品上市许可持有人可以转让药品上市许可。受让方应当具备保障药品安全性、有效性和质量可控性的质量管理、风险防控和责任赔偿等能力,履行药品上市许可持有人义务。

第四章　药品生产

第四十一条　从事药品生产活动,应当经所在地省、自治区、直辖市人民政府药品监督管理部门批准,取得药品生产许可证。无药品生产许可证的,不得生产药品。

药品生产许可证应当标明有效期和生产范围,到期重新审查发证。

第四十二条　从事药品生产活动,应当具备以下条件:

(一)有依法经过资格认定的药学技术人员、工程技术人员及相应的技术工人;

(二)有与药品生产相适应的厂房、设施和卫生环境;

(三)有能对所生产药品进行质量管理和质量检验的机构、人员及必要的仪器设备;

(四)有保证药品质量的规章制度,并符合国务院药品监督管理部门依据本法制定的药品生产质量管理规范要求。

第四十三条　从事药品生产活动,应当遵守药品生产质量管理规范,建立健全药品生产质量管理体系,保证药品生产全过程持续符合法定要求。

药品生产企业的法定代表人、主要负责人对本企业的药品生产活动全面负责。

第四十四条　药品应当按照国家药品标准和经药品监督管理部门核准的生产工艺进行生产。生产、检验记录应当完整准确,不得编造。

中药饮片应当按照国家药品标准炮制;国家药品标准没有规定的,应当按照省、自治区、直辖市人民政府药品监督管理部门制定的炮制规范炮制。省、自治区、直辖市人民政府药品监督管理部门制定的炮制规范应当报国务院药品监督管理部门备案。不符合国家药品标准或者不按照省、自治区、直辖市人民政府药品监督管理部门制定的炮制规范炮制的,不得出厂、销售。

第四十五条　生产药品所需的原料、辅料,应当符合药用要求、药品生产质量管理规范的有关要求。

生产药品,应当按照规定对供应原料、辅料等的供应商进行审核,保证购进、使用的原料、辅料等符合前款规定要求。

第四十六条　直接接触药品的包装材料和容器,应当符合药用要求,符合保障人体健康、安全的标准。

对不合格的直接接触药品的包装材料和容器,由药品监督管理部门责令停止使用。

第四十七条 药品生产企业应当对药品进行质量检验。不符合国家药品标准的,不得出厂。

药品生产企业应当建立药品出厂放行规程,明确出厂放行的标准、条件。符合标准、条件的,经质量受权人签字后方可放行。

第四十八条 药品包装应当适合药品质量的要求,方便储存、运输和医疗使用。

发运中药材应当有包装。在每件包装上,应当注明品名、产地、日期、供货单位,并附有质量合格的标志。

第四十九条 药品包装应当按照规定印有或者贴有标签并附有说明书。

标签或者说明书应当注明药品的通用名称、成分、规格、上市许可持有人及其地址、生产企业及其地址、批准文号、产品批号、生产日期、有效期、适应症或者功能主治、用法、用量、禁忌、不良反应和注意事项。标签、说明书中的文字应当清晰,生产日期、有效期等事项应当显著标注,容易辨识。

麻醉药品、精神药品、医疗用毒性药品、放射性药品、外用药品和非处方药的标签、说明书,应当印有规定的标志。

第五十条 药品上市许可持有人、药品生产企业、药品经营企业和医疗机构中直接接触药品的工作人员,应当每年进行健康检查。患有传染病或者其他可能污染药品的疾病的,不得从事直接接触药品的工作。

第五章 药品经营

第五十一条 从事药品批发活动,应当经所在地省、自治区、直辖市人民政府药品监督管理部门批准,取得药品经营许可证。从事药品零售活动,应当经所在地县级以上地方人民政府药品监督管理部门批准,取得药品经营许可证。无药品经营许可证的,不得经营药品。

药品经营许可证应当标明有效期和经营范围,到期重新审查发证。

药品监督管理部门实施药品经营许可,除依据本法第五十二条规定的条件外,还应当遵循方便群众购药的原则。

第五十二条 从事药品经营活动应当具备以下条件:

(一)有依法经过资格认定的药师或者其他药学技术人员;

(二)有与所经营药品相适应的营业场所、设备、仓储设施和卫生环境;

(三)有与所经营药品相适应的质量管理机构或者人员;

(四)有保证药品质量的规章制度,并符合国务院药品监督管理部门依据本法制定的药品经营质量管理规范要求。

第五十三条 从事药品经营活动,应当遵守药品经营质量管理规范,建立健全药品经营质量管理体系,保证药品经营全过程持续符合法定要求。

国家鼓励、引导药品零售连锁经营。从事药品零售连锁经营活动的企业总部,应当建立统一的质量管理制度,对所属零售企业的经营活动履行管理责任。

药品经营企业的法定代表人、主要负责人对本企业的药品经营活动全面负责。

第五十四条 国家对药品实行处方药与非处方药分类管理制度。具体办法由国务院药品监督管理部门会同国务院卫生健康主管部门制定。

第五十五条 药品上市许可持有人、药品生产企业、药品经营企业和医疗机构应当从药品上市许可持有人或者具有药品生产、经营资格的企业购进药品;但是,购进未实施审批管理的中药材除外。

第五十六条 药品经营企业购进药品,应当建立并执行进货检查验收制度,验明药品合格证明和其他标识;不符合规定要求的,不得购进和销售。

第五十七条 药品经营企业购销药品,应当有真实、完整的购销记录。购销记录应当注明药品的通用名称、剂型、规格、产品批号、有效期、上市许可持有人、生产企业、购销单位、购销数量、购销价格、购销日期及国务院药品监督管理部门规定的其他内容。

第五十八条 药品经营企业零售药品应当准确无误,并正确说明用法、用量和注意事项;调配处方应当经过核对,对处方所列药品不得擅自更改或者代用。对有配伍禁忌或者超剂量的处方,应当拒绝调配;必要时,经处方医师更正或者重新签字,方可调配。

药品经营企业销售中药材,应当标明产地。

依法经过资格认定的药师或者其他药学技术人员负责本企业的药品管理、处方审核和调配、合理用药指导等工作。

第五十九条 药品经营企业应当制定和执行药品保管制度,采取必要的冷藏、防冻、防潮、防虫、防鼠等措施,保证药品质量。

药品入库和出库应当执行检查制度。

第六十条 城乡集市贸易市场可以出售中药材,国务院另有规定的除外。

第六十一条 药品上市许可持有人、药品经营企业通过网络销售药品,应当遵守本法药品经营的有关规定。具体管理办法由国务院药品监督管理部门会同国务院卫生健康主管部门等部门制定。

疫苗、血液制品、麻醉药品、精神药品、医疗用毒性药品、放射性药品、药品类易制毒化学品等国家实行特殊管理的药品不得在网络上销售。

第六十二条 药品网络交易第三方平台提供者应当按照国务院药品监督管理部门的规定,向所在地省、自治区、直辖市人民政府药品监督管理部门备案。

第三方平台提供者应当依法对申请进入平台经营的药品上市许可持有人、药品经营企业的资质等进行审核,保证其符合法定要求,并对发生在平台的药品经营行为进行管理。

第三方平台提供者发现进入平台经营的药品上市许可持有人、药品经营企业有违反本法规定行为的,应当及时制止并立即报告所在地县级人民政府药品监督管理部门;发现严重违法行为的,应当立即停止提供网络交易平台服务。

第六十三条 新发现和从境外引种的药材,经国务院药品监督管理部门批准后,方可销售。

第六十四条 药品应当从允许药品进口的口岸进口,并由进口药品的企业向口岸所在地药品监督管理部门备案。海关凭药品监督管理部门出具的进口药品通关单办理通关手续。无进口药品通关单的,海关不得放行。

口岸所在地药品监督管理部门应当通知药品检验机构按照国务院药品监督管理部门的规定对进口药品进行抽查检验。

允许药品进口的口岸由国务院药品监督管理部门会同海关总署提出,报国务院批准。

第六十五条 医疗机构因临床急需进口少量药品的,经国务院药品监督管理部门或者国务院授权的省、自治区、直辖市人民政府批准,可以进口。进口的药品应当在指定医疗机构内用于特定医疗目的。

个人自用携带入境少量药品,按照国家有关规定办理。

第六十六条 进口、出口麻醉药品和国家规定范围内的精神药品,应当持有国务院药品监督管理部门颁发的进口准许证、出口准许证。

第六十七条 禁止进口疗效不确切、不良反应大或者因其他原因危害人体健康的药品。

第六十八条 国务院药品监督管理部门对下列药品在销售前或者进口时,应当指定药品检验机构进行检验;未经检验或者检验不合格的,不得销售或者进口:

(一)首次在中国境内销售的药品;

(二)国务院药品监督管理部门规定的生物制品;

(三)国务院规定的其他药品。

第六章 医疗机构药事管理

第六十九条 医疗机构应当配备依法经过资格认定的药师或者其他药学技术人员,负责本单位的药品管理、处方审核和调配、合理用药指导等工作。非药学技术人员不得直接从事药剂技术工作。

第七十条 医疗机构购进药品,应当建立并执行进货检查验收制度,验明药品合格证明和其他标识;不符合规定要求的,不得购进和使用。

第七十一条 医疗机构应当有与所使用药品相适应的场所、设备、仓储设施和卫生环境,制定和执行药品保管制度,采取必要的冷藏、防冻、防潮、防虫、防鼠等措施,保证药品质量。

第七十二条 医疗机构应当坚持安全有效、经济合理的用药原则,遵循药品临床应用指导原则、临床诊疗指南和药品说明书等合理用药,对医师处方、用药医嘱的适宜性进行审核。

医疗机构以外的其他药品使用单位,应当遵守本法有关医疗机构使用药品的规定。

第七十三条 依法经过资格认定的药师或者其他药学技术人员调配处方,应当进行核对,对处方所列药品不得擅自更改或者代用。对有配伍禁忌或者超剂量的处方,应当拒绝调配;必要时,经处方医师更正或者重新签字,方可调配。

第七十四条 医疗机构配制制剂,应当经所在地省、自治区、直辖市人民政府药品监督管理部门批准,取得医疗机构制剂许可证。无医疗机构制剂许可证的,不得配制制剂。

医疗机构制剂许可证应当标明有效期,到期重新审查发证。

第七十五条　医疗机构配制制剂,应当有能够保证制剂质量的设施、管理制度、检验仪器和卫生环境。

医疗机构配制制剂,应当按照经核准的工艺进行,所需的原料、辅料和包装材料等应当符合药用要求。

第七十六条　医疗机构配制的制剂,应当是本单位临床需要而市场上没有供应的品种,并应当经所在地省、自治区、直辖市人民政府药品监督管理部门批准;但是,法律对配制中药制剂另有规定的除外。

医疗机构配制的制剂应当按照规定进行质量检验;合格的,凭医师处方在本单位使用。经国务院药品监督管理部门或者省、自治区、直辖市人民政府药品监督管理部门批准,医疗机构配制的制剂可以在指定的医疗机构之间调剂使用。

医疗机构配制的制剂不得在市场上销售。

第七章　药品上市后管理

第七十七条　药品上市许可持有人应当制定药品上市后风险管理计划,主动开展药品上市后研究,对药品的安全性、有效性和质量可控性进行进一步确证,加强对已上市药品的持续管理。

第七十八条　对附条件批准的药品,药品上市许可持有人应当采取相应风险管理措施,并在规定期限内按照要求完成相关研究;逾期未按照要求完成研究或者不能证明其获益大于风险的,国务院药品监督管理部门应当依法处理,直至注销药品注册证书。

第七十九条　对药品生产过程中的变更,按照其对药品安全性、有效性和质量可控性的风险和产生影响的程度,实行分类管理。属于重大变更的,应当经国务院药品监督管理部门批准,其他变更应当按照国务院药品监督管理部门的规定备案或者报告。

药品上市许可持有人应当按照国务院药品监督管理部门的规定,全面评估、验证变更事项对药品安全性、有效性和质量可控性的影响。

第八十条　药品上市许可持有人应当开展药品上市后不良反应监测,主动收集、跟踪分析疑似药品不良反应信息,对已识别风险的药品及时采取风险控制措施。

第八十一条　药品上市许可持有人、药品生产企业、药品经营企业和医疗机构应当经常考察本单位所生产、经营、使用的药品质量、疗效和不良反应。发现疑似不良反应的,应当及时向药品监督管理部门和卫生健康主管部门报告。具体办法由国务院药品监督管理部门会同国务院卫生健康主管部门制定。

对已确认发生严重不良反应的药品,由国务院药品监督管理部门或者省、自治区、直辖市人民政府药品监督管理部门根据实际情况采取停止生产、销售、使用等紧急控制措施,并应当在五日内组织鉴定,自鉴定结论作出之日起十五日内依法作出行政处理决定。

第八十二条　药品存在质量问题或者其他安全隐患的,药品上市许可持有人应当立即停止销售,告知相关药品经营企业和医疗机构停止销售和使用,召回已销售的药品,及时公开召回信息，必要时应当立即停止生产，并将药品召回和处理情况向省、自治区、直辖市人民政府药品监督管理部门和卫生健康主管部门报告。药品生产企业、药品经营企业和医疗机构应当配合。

药品上市许可持有人依法应当召回药品而未召回的，省、自治区、直辖市人民政府药品监督管理部门应当责令其召回。

第八十三条　药品上市许可持有人应当对已上市药品的安全性、有效性和质量可控性定期开展上市后评价。必要时，国务院药品监督管理部门可以责令药品上市许可持有人开展上市后评价或者直接组织开展上市后评价。

经评价，对疗效不确切、不良反应大或者因其他原因危害人体健康的药品，应当注销药品注册证书。

已被注销药品注册证书的药品，不得生产或者进口、销售和使用。

已被注销药品注册证书、超过有效期等的药品，应当由药品监督管理部门监督销毁或者依法采取其他无害化处理等措施。

第八章　药品价格和广告

第八十四条　国家完善药品采购管理制度，对药品价格进行监测，开展成本价格调查，加强药品价格监督检查，依法查处价格垄断、哄抬价格等药品价格违法行为，维护药品价格秩序。

第八十五条　依法实行市场调节价的药品，药品上市许可持有人、药品生产企业、药品经营企业和医疗机构应当按照公平、合理和诚实信用、质价相符的原则制定价格，为用药者提供价格合理的药品。

药品上市许可持有人、药品生产企业、药品经营企业和医疗机构应当遵守国务院药品价格主管部门关于药品价格管理的规定，制定和标明药品零售价格，禁止暴利、价格垄断和价格欺诈等行为。

第八十六条　药品上市许可持有人、药品生产企业、药品经营企业和医疗机构应当依法向药品价格主管部门提供其药品的实际购销价格和购销数量等资料。

第八十七条　医疗机构应当向患者提供所用药品的价格清单，按照规定如实公布其常用药品的价格，加强合理用药管理。具体办法由国务院卫生健康主管部门制定。

第八十八条　禁止药品上市许可持有人、药品生产企业、药品经营企业和医疗机构在药品购销中给予、收受回扣或者其他不正当利益。

禁止药品上市许可持有人、药品生产企业、药品经营企业或者代理人以任何名义给予使用其药品的医疗机构的负责人、药品采购人员、医师、药师等有关人员财物或者其他不正当利益。禁止医疗机构的负责人、药品采购人员、医师、药师等有关人员以任何名义收受药品上市许可持有人、药品生产企业、药品经营企业或者代理人给予的财物或者其他不正当利益。

第八十九条　药品广告应当经广告主所在地省、自治区、直辖市人民政府确定的广告审查机关批准；未经批准的，不得发布。

第九十条 药品广告的内容应当真实、合法,以国务院药品监督管理部门核准的药品说明书为准,不得含有虚假的内容。

药品广告不得含有表示功效、安全性的断言或者保证;不得利用国家机关、科研单位、学术机构、行业协会或者专家、学者、医师、药师、患者等的名义或者形象作推荐、证明。

非药品广告不得有涉及药品的宣传。

第九十一条 药品价格和广告,本法未作规定的,适用《中华人民共和国价格法》《中华人民共和国反垄断法》《中华人民共和国反不正当竞争法》《中华人民共和国广告法》等的规定。

第九章 药品储备和供应

第九十二条 国家实行药品储备制度,建立中央和地方两级药品储备。

发生重大灾情、疫情或者其他突发事件时,依照《中华人民共和国突发事件应对法》的规定,可以紧急调用药品。

第九十三条 国家实行基本药物制度,遴选适当数量的基本药物品种,加强组织生产和储备,提高基本药物的供给能力,满足疾病防治基本用药需求。

第九十四条 国家建立药品供求监测体系,及时收集和汇总分析短缺药品供求信息,对短缺药品实行预警,采取应对措施。

第九十五条 国家实行短缺药品清单管理制度。具体办法由国务院卫生健康主管部门会同国务院药品监督管理部门等部门制定。

药品上市许可持有人停止生产短缺药品的,应当按照规定向国务院药品监督管理部门或者省、自治区、直辖市人民政府药品监督管理部门报告。

第九十六条 国家鼓励短缺药品的研制和生产,对临床急需的短缺药品、防治重大传染病和罕见病等疾病的新药予以优先审评审批。

第九十七条 对短缺药品,国务院可以限制或者禁止出口。必要时,国务院有关部门可以采取组织生产、价格干预和扩大进口等措施,保障药品供应。

药品上市许可持有人、药品生产企业、药品经营企业应当按照规定保障药品的生产和供应。

第十章 监督管理

第九十八条 禁止生产(包括配制,下同)、销售、使用假药、劣药。

有下列情形之一的,为假药:

(一)药品所含成分与国家药品标准规定的成分不符;

(二)以非药品冒充药品或者以他种药品冒充此种药品;

(三)变质的药品;

(四)药品所标明的适应症或者功能主治超出规定范围。

有下列情形之一的,为劣药:

(一)药品成分的含量不符合国家药品标准;

（二）被污染的药品；

（三）未标明或者更改有效期的药品；

（四）未注明或者更改产品批号的药品；

（五）超过有效期的药品；

（六）擅自添加防腐剂、辅料的药品；

（七）其他不符合药品标准的药品。

禁止未取得药品批准证明文件生产、进口药品；禁止使用未按照规定审评、审批的原料药、包装材料和容器生产药品。

第九十九条 药品监督管理部门应当依照法律、法规的规定对药品研制、生产、经营和药品使用单位使用药品等活动进行监督检查，必要时可以对为药品研制、生产、经营、使用提供产品或者服务的单位和个人进行延伸检查，有关单位和个人应当予以配合，不得拒绝和隐瞒。

药品监督管理部门应当对高风险的药品实施重点监督检查。

对有证据证明可能存在安全隐患的，药品监督管理部门根据监督检查情况，应当采取告诫、约谈、限期整改以及暂停生产、销售、使用、进口等措施，并及时公布检查处理结果。

药品监督管理部门进行监督检查时，应当出示证明文件，对监督检查中知悉的商业秘密应当保密。

第一百条 药品监督管理部门根据监督管理的需要，可以对药品质量进行抽查检验。抽查检验应当按照规定抽样，并不得收取任何费用；抽样应当购买样品。所需费用按照国务院规定列支。

对有证据证明可能危害人体健康的药品及其有关材料，药品监督管理部门可以查封、扣押，并在七日内作出行政处理决定；药品需要检验的，应当自检验报告书发出之日起十五日内作出行政处理决定。

第一百零一条 国务院和省、自治区、直辖市人民政府的药品监督管理部门应当定期公告药品质量抽查检验结果；公告不当的，应当在原公告范围内予以更正。

第一百零二条 当事人对药品检验结果有异议的，可以自收到药品检验结果之日起七日内向原药品检验机构或者上一级药品监督管理部门设置或者指定的药品检验机构申请复验，也可以直接向国务院药品监督管理部门设置或者指定的药品检验机构申请复验。受理复验的药品检验机构应当在国务院药品监督管理部门规定的时间内作出复验结论。

第一百零三条 药品监督管理部门应当对药品上市许可持有人、药品生产企业、药品经营企业和药物非临床安全性评价研究机构、药物临床试验机构等遵守药品生产质量管理规范、药品经营质量管理规范、药物非临床研究质量管理规范、药物临床试验质量管理规范等情况进行检查，监督其持续符合法定要求。

第一百零四条 国家建立职业化、专业化药品检查员队伍。检查员应当熟悉药品法律法规，具备药品专业知识。

第一百零五条 药品监督管理部门建立药品上市许可持有人、药品生产企业、药品经营企业、药物非临床安全性评价研究机构、药物临床试验机构和医疗机构药品安全信用档案,记录许可颁发、日常监督检查结果、违法行为查处等情况,依法向社会公布并及时更新;对有不良信用记录的,增加监督检查频次,并可以按照国家规定实施联合惩戒。

第一百零六条 药品监督管理部门应当公布本部门的电子邮件地址、电话,接受咨询、投诉、举报,并依法及时答复、核实、处理。对查证属实的举报,按照有关规定给予举报人奖励。

药品监督管理部门应当对举报人的信息予以保密,保护举报人的合法权益。举报人举报所在单位的,该单位不得以解除、变更劳动合同或者其他方式对举报人进行打击报复。

第一百零七条 国家实行药品安全信息统一公布制度。国家药品安全总体情况、药品安全风险警示信息、重大药品安全事件及其调查处理信息和国务院确定需要统一公布的其他信息由国务院药品监督管理部门统一公布。药品安全风险警示信息和重大药品安全事件及其调查处理信息的影响限于特定区域的,也可以由有关省、自治区、直辖市人民政府药品监督管理部门公布。未经授权不得发布上述信息。

公布药品安全信息,应当及时、准确、全面,并进行必要的说明,避免误导。

任何单位和个人不得编造、散布虚假药品安全信息。

第一百零八条 县级以上人民政府应当制定药品安全事件应急预案。药品上市许可持有人、药品生产企业、药品经营企业和医疗机构等应当制定本单位的药品安全事件处置方案,并组织开展培训和应急演练。

发生药品安全事件,县级以上人民政府应当按照应急预案立即组织开展应对工作;有关单位应当立即采取有效措施进行处置,防止危害扩大。

第一百零九条 药品监督管理部门未及时发现药品安全系统性风险,未及时消除监督管理区域内药品安全隐患的,本级人民政府或者上级人民政府药品监督管理部门应当对其主要负责人进行约谈。

地方人民政府未履行药品安全职责,未及时消除区域性重大药品安全隐患的,上级人民政府或者上级人民政府药品监督管理部门应当对其主要负责人进行约谈。

被约谈的部门和地方人民政府应当立即采取措施,对药品监督管理工作进行整改。

约谈情况和整改情况应当纳入有关部门和地方人民政府药品监督管理工作评议、考核记录。

第一百一十条 地方人民政府及其药品监督管理部门不得以要求实施药品检验、审批等手段限制或者排斥非本地区药品上市许可持有人、药品生产企业生产的药品进入本地区。

第一百一十一条 药品监督管理部门及其设置或者指定的药品专业技术机构不得参与药品生产经营活动,不得以其名义推荐或者监制、监销药品。

药品监督管理部门及其设置或者指定的药品专业技术机构的工作人员不得参与药品生产经营活动。

第一百一十二条 国务院对麻醉药品、精神药品、医疗用毒性药品、放射性药品、药品类易制毒化学品等有其他特殊管理规定的,依照其规定。

第一百一十三条　药品监督管理部门发现药品违法行为涉嫌犯罪的,应当及时将案件移送公安机关。

对依法不需要追究刑事责任或者免予刑事处罚,但应当追究行政责任的,公安机关、人民检察院、人民法院应当及时将案件移送药品监督管理部门。

公安机关、人民检察院、人民法院商请药品监督管理部门、生态环境主管部门等部门提供检验结论、认定意见以及对涉案药品进行无害化处理等协助的,有关部门应当及时提供,予以协助。

第十一章　法律责任

第一百一十四条　违反本法规定,构成犯罪的,依法追究刑事责任。

第一百一十五条　未取得药品生产许可证、药品经营许可证或者医疗机构制剂许可证生产、销售药品的,责令关闭,没收违法生产、销售的药品和违法所得,并处违法生产、销售的药品(包括已售出和未售出的药品,下同)货值金额十五倍以上三十倍以下的罚款;货值金额不足十万元的,按十万元计算。

第一百一十六条　生产、销售假药的,没收违法生产、销售的药品和违法所得,责令停产停业整顿,吊销药品批准证明文件,并处违法生产、销售的药品货值金额十五倍以上三十倍以下的罚款;货值金额不足十万元的,按十万元计算;情节严重的,吊销药品生产许可证、药品经营许可证或者医疗机构制剂许可证,十年内不受理其相应申请;药品上市许可持有人为境外企业的,十年内禁止其药品进口。

第一百一十七条　生产、销售劣药的,没收违法生产、销售的药品和违法所得,并处违法生产、销售的药品货值金额十倍以上二十倍以下的罚款;违法生产、批发的药品货值金额不足十万元的,按十万元计算,违法零售的药品货值金额不足一万元的,按一万元计算;情节严重的,责令停产停业整顿直至吊销药品批准证明文件、药品生产许可证、药品经营许可证或者医疗机构制剂许可证。

生产、销售的中药饮片不符合药品标准,尚不影响安全性、有效性的,责令限期改正,给予警告;可以处十万元以上五十万元以下的罚款。

第一百一十八条　生产、销售假药,或者生产、销售劣药且情节严重的,对法定代表人、主要负责人、直接负责的主管人员和其他责任人员,没收违法行为发生期间自本单位所获收入,并处所获收入百分之三十以上三倍以下的罚款,终身禁止从事药品生产经营活动,并可以由公安机关处五日以上十五日以下的拘留。

对生产者专门用于生产假药、劣药的原料、辅料、包装材料、生产设备予以没收。

第一百一十九条　药品使用单位使用假药、劣药的,按照销售假药、零售劣药的规定处罚;情节严重的,法定代表人、主要负责人、直接负责的主管人员和其他责任人员有医疗卫生人员执业证书的,还应当吊销执业证书。

第一百二十条　知道或者应当知道属于假药、劣药或者本法第一百二十四条第一款第一项至第五项规定的药品,而为其提供储存、运输等便利条件的,没收全部储存、运输收入,并处违法收入一倍以上五倍以下的罚款;情节严重的,并处违法收入五倍以上十五倍以下的罚款;违法收入不足五万元的,按五万元计算。

第一百二十一条 对假药、劣药的处罚决定,应当依法载明药品检验机构的质量检验结论。

第一百二十二条 伪造、变造、出租、出借、非法买卖许可证或者药品批准证明文件的,没收违法所得,并处违法所得一倍以上五倍以下的罚款;情节严重的,并处违法所得五倍以上十五倍以下的罚款,吊销药品生产许可证、药品经营许可证、医疗机构制剂许可证或者药品批准证明文件,对法定代表人、主要负责人、直接负责的主管人员和其他责任人员,处二万元以上二十万元以下的罚款,十年内禁止从事药品生产经营活动,并可以由公安机关处五日以上十五日以下的拘留;违法所得不足十万元的,按十万元计算。

第一百二十三条 提供虚假的证明、数据、资料、样品或者采取其他手段骗取临床试验许可、药品生产许可、药品经营许可、医疗机构制剂许可或者药品注册等许可的,撤销相关许可,十年内不受理其相应申请,并处五十万元以上五百万元以下的罚款;情节严重的,对法定代表人、主要负责人、直接负责的主管人员和其他责任人员,处二万元以上二十万元以下的罚款,十年内禁止从事药品生产经营活动,并可以由公安机关处五日以上十五日以下的拘留。

第一百二十四条 违反本法规定,有下列行为之一的,没收违法生产、进口、销售的药品和违法所得以及专门用于违法生产的原料、辅料、包装材料和生产设备,责令停产停业整顿,并处违法生产、进口、销售的药品货值金额十五倍以上三十倍以下的罚款;货值金额不足十万元的,按十万元计算;情节严重的,吊销药品批准证明文件直至吊销药品生产许可证、药品经营许可证或者医疗机构制剂许可证,对法定代表人、主要负责人、直接负责的主管人员和其他责任人员,没收违法行为发生期间自本单位所获收入,并处所获收入百分之三十以上三倍以下的罚款,十年直至终身禁止从事药品生产经营活动,并可以由公安机关处五日以上十五日以下的拘留:

(一)未取得药品批准证明文件生产、进口药品;

(二)使用采取欺骗手段取得的药品批准证明文件生产、进口药品;

(三)使用未经审评审批的原料药生产药品;

(四)应当检验而未经检验即销售药品;

(五)生产、销售国务院药品监督管理部门禁止使用的药品;

(六)编造生产、检验记录;

(七)未经批准在药品生产过程中进行重大变更。

销售前款第一项至第三项规定的药品,或者药品使用单位使用前款第一项至第五项规定的药品的,依照前款规定处罚;情节严重的,药品使用单位的法定代表人、主要负责人、直接负责的主管人员和其他责任人员有医疗卫生人员执业证书的,还应当吊销执业证书。

未经批准进口少量境外已合法上市的药品,情节较轻的,可以依法减轻或者免予处罚。

第一百二十五条 违反本法规定,有下列行为之一的,没收违法生产、销售的药品和违法所得以及包装材料、容器,责令停产停业整顿,并处五十万元以上五百万元以下的罚款;情节严重的,吊销药品批准证明文件、药品生产许可证、药品经营许可证,对法定代表人、主要负责人、直接负责的主管人员和其他责任人员处二万元以上二十万元以下的罚款,十年直至终身禁止从事药品生产经营活动:

(一)未经批准开展药物临床试验;

(二)使用未经审评的直接接触药品的包装材料或者容器生产药品,或者销售该类药品;

(三)使用未经核准的标签、说明书。

第一百二十六条 除本法另有规定的情形外,药品上市许可持有人、药品生产企业、药品经营企业、药物非临床安全性评价研究机构、药物临床试验机构等未遵守药品生产质量管理规范、药品经营质量管理规范、药物非临床研究质量管理规范、药物临床试验质量管理规范等的,责令限期改正,给予警告;逾期不改正的,处十万元以上五十万元以下的罚款;情节严重的,处五十万元以上二百万元以下的罚款,责令停产停业整顿直至吊销药品批准证明文件、药品生产许可证、药品经营许可证等,药物非临床安全性评价研究机构、药物临床试验机构等五年内不得开展药物非临床安全性评价研究、药物临床试验,对法定代表人、主要负责人、直接负责的主管人员和其他责任人员,没收违法行为发生期间自本单位所获收入,并处所获收入百分之十以上百分之五十以下的罚款,十年直至终身禁止从事药品生产经营等活动。

第一百二十七条 违反本法规定,有下列行为之一的,责令限期改正,给予警告;逾期不改正的,处十万元以上五十万元以下的罚款:

(一)开展生物等效性试验未备案;

(二)药物临床试验期间,发现存在安全性问题或者其他风险,临床试验申办者未及时调整临床试验方案、暂停或者终止临床试验,或者未向国务院药品监督管理部门报告;

(三)未按照规定建立并实施药品追溯制度;

(四)未按照规定提交年度报告;

(五)未按照规定对药品生产过程中的变更进行备案或者报告;

(六)未制定药品上市后风险管理计划;

(七)未按照规定开展药品上市后研究或者上市后评价。

第一百二十八条 除依法应当按照假药、劣药处罚的外,药品包装未按照规定印有、贴有标签或者附有说明书,标签、说明书未按照规定注明相关信息或者印有规定标志的,责令改正,给予警告;情节严重的,吊销药品注册证书。

第一百二十九条 违反本法规定,药品上市许可持有人、药品生产企业、药品经营企业或者医疗机构未从药品上市许可持有人或者具有药品生产、经营资格的企业购进药品的,责令改正,没收违法购进的药品和违法所得,并处违法购进药品货值金额二倍以上十倍以下的罚款;情节严重的,并处货值金额十倍以上三十倍以下的罚款,吊销药品批准证明文件、药品生产许可证、药品经营许可证或者医疗机构执业许可证;货值金额不足五万元的,按五万元计算。

第一百三十条 违反本法规定,药品经营企业购销药品未按照规定进行记录,零售药品未正确说明用法、用量等事项,或者未按照规定调配处方的,责令改正,给予警告;情节严重的,吊销药品经营许可证。

第一百三十一条　违反本法规定,药品网络交易第三方平台提供者未履行资质审核、报告、停止提供网络交易平台服务等义务的,责令改正,没收违法所得,并处二十万元以上二百万元以下的罚款;情节严重的,责令停业整顿,并处二百万元以上五百万元以下的罚款。

第一百三十二条　进口已获得药品注册证书的药品,未按照规定向允许药品进口的口岸所在地药品监督管理部门备案的,责令限期改正,给予警告;逾期不改正的,吊销药品注册证书。

第一百三十三条　违反本法规定,医疗机构将其配制的制剂在市场上销售的,责令改正,没收违法销售的制剂和违法所得,并处违法销售制剂货值金额二倍以上五倍以下的罚款;情节严重的,并处货值金额五倍以上十五倍以下的罚款;货值金额不足五万元的,按五万元计算。

第一百三十四条　药品上市许可持有人未按照规定开展药品不良反应监测或者报告疑似药品不良反应的,责令限期改正,给予警告;逾期不改正的,责令停产停业整顿,并处十万元以上一百万元以下的罚款。

药品经营企业未按照规定报告疑似药品不良反应的,责令限期改正,给予警告;逾期不改正的,责令停产停业整顿,并处五万元以上五十万元以下的罚款。

医疗机构未按照规定报告疑似药品不良反应的,责令限期改正,给予警告;逾期不改正的,处五万元以上五十万元以下的罚款。

第一百三十五条　药品上市许可持有人在省、自治区、直辖市人民政府药品监督管理部门责令其召回后,拒不召回的,处应召回药品货值金额五倍以上十倍以下的罚款;货值金额不足十万元的,按十万元计算;情节严重的,吊销药品批准证明文件、药品生产许可证、药品经营许可证,对法定代表人、主要负责人、直接负责的主管人员和其他责任人员,处二万元以上二十万元以下的罚款。药品生产企业、药品经营企业、医疗机构拒不配合召回的,处十万元以上五十万元以下的罚款。

第一百三十六条　药品上市许可持有人为境外企业的,其指定的在中国境内的企业法人未依照本法规定履行相关义务的,适用本法有关药品上市许可持有人法律责任的规定。

第一百三十七条　有下列行为之一的,在本法规定的处罚幅度内从重处罚:

(一)以麻醉药品、精神药品、医疗用毒性药品、放射性药品、药品类易制毒化学品冒充其他药品,或者以其他药品冒充上述药品;

(二)生产、销售以孕产妇、儿童为主要使用对象的假药、劣药;

(三)生产、销售的生物制品属于假药、劣药;

(四)生产、销售假药、劣药,造成人身伤害后果;

(五)生产、销售假药、劣药,经处理后再犯;

(六)拒绝、逃避监督检查,伪造、销毁、隐匿有关证据材料,或者擅自动用查封、扣押物品。

第一百三十八条　药品检验机构出具虚假检验报告的,责令改正,给予警告,对单位并处二十万元以上一百万元以下的罚款;对直接负责的主管人员和其他直接责任人员依法给予降级、撤职、开除处分,没收违法所得,并处五万元以下的罚款;情节严重的,撤销其检验资格。药品检验机构出具的检验结果不实,造成损失的,应当承担相应的赔偿责任。

第一百三十九条 本法第一百一十五条至第一百三十八条规定的行政处罚,由县级以上人民政府药品监督管理部门按照职责分工决定;撤销许可、吊销许可证件的,由原批准、发证的部门决定。

第一百四十条 药品上市许可持有人、药品生产企业、药品经营企业或者医疗机构违反本法规定聘用人员的,由药品监督管理部门或者卫生健康主管部门责令解聘,处五万元以上二十万元以下的罚款。

第一百四十一条 药品上市许可持有人、药品生产企业、药品经营企业或者医疗机构在药品购销中给予、收受回扣或者其他不正当利益的,药品上市许可持有人、药品生产企业、药品经营企业或者代理人给予使用其药品的医疗机构的负责人、药品采购人员、医师、药师等有关人员财物或者其他不正当利益的,由市场监督管理部门没收违法所得,并处三十万元以上三百万元以下的罚款;情节严重的,吊销药品上市许可持有人、药品生产企业、药品经营企业营业执照,并由药品监督管理部门吊销药品批准证明文件、药品生产许可证、药品经营许可证。

药品上市许可持有人、药品生产企业、药品经营企业在药品研制、生产、经营中向国家工作人员行贿的,对法定代表人、主要负责人、直接负责的主管人员和其他责任人员终身禁止从事药品生产经营活动。

第一百四十二条 药品上市许可持有人、药品生产企业、药品经营企业的负责人、采购人员等有关人员在药品购销中收受其他药品上市许可持有人、药品生产企业、药品经营企业或者代理人给予的财物或者其他不正当利益的,没收违法所得,依法给予处罚;情节严重的,五年内禁止从事药品生产经营活动。

医疗机构的负责人、药品采购人员、医师、药师等有关人员收受药品上市许可持有人、药品生产企业、药品经营企业或者代理人给予的财物或者其他不正当利益的,由卫生健康主管部门或者本单位给予处分,没收违法所得;情节严重的,还应当吊销其执业证书。

第一百四十三条 违反本法规定,编造、散布虚假药品安全信息,构成违反治安管理行为的,由公安机关依法给予治安管理处罚。

第一百四十四条 药品上市许可持有人、药品生产企业、药品经营企业或者医疗机构违反本法规定,给用药者造成损害的,依法承担赔偿责任。

因药品质量问题受到损害的,受害人可以向药品上市许可持有人、药品生产企业请求赔偿损失,也可以向药品经营企业、医疗机构请求赔偿损失。接到受害人赔偿请求的,应当实行首负责任制,先行赔付;先行赔付后,可以依法追偿。

生产假药、劣药或者明知是假药、劣药仍然销售、使用的,受害人或者其近亲属除请求赔偿损失外,还可以请求支付价款十倍或者损失三倍的赔偿金;增加赔偿的金额不足一千元的,为一千元。

第一百四十五条 药品监督管理部门或者其设置、指定的药品专业技术机构参与药品生产经营活动的,由其上级主管机关责令改正,没收违法收入;情节严重的,对直接负责的主管人员和其他直接责任人员依法给予处分。

药品监督管理部门或者其设置、指定的药品专业技术机构的工作人员参与药品生产经营活动的,依法给予处分。

第一百四十六条 药品监督管理部门或者其设置、指定的药品检验机构在药品监督检验中违法收取检验费用的,由政府有关部门责令退还,对直接负责的主管人员和其他直接责任人员依法给予处分;情节严重的,撤销其检验资格。

第一百四十七条 违反本法规定,药品监督管理部门有下列行为之一的,应当撤销相关许可,对直接负责的主管人员和其他直接责任人员依法给予处分:

(一)不符合条件而批准进行药物临床试验;

(二)对不符合条件的药品颁发药品注册证书;

(三)对不符合条件的单位颁发药品生产许可证、药品经营许可证或者医疗机构制剂许可证。

第一百四十八条 违反本法规定,县级以上地方人民政府有下列行为之一的,对直接负责的主管人员和其他直接责任人员给予记过或者记大过处分;情节严重的,给予降级、撤职或者开除处分:

(一)瞒报、谎报、缓报、漏报药品安全事件;

(二)未及时消除区域性重大药品安全隐患,造成本行政区域内发生特别重大药品安全事件,或者连续发生重大药品安全事件;

(三)履行职责不力,造成严重不良影响或者重大损失。

第一百四十九条 违反本法规定,药品监督管理等部门有下列行为之一的,对直接负责的主管人员和其他直接责任人员给予记过或者记大过处分;情节较重的,给予降级或者撤职处分;情节严重的,给予开除处分:

(一)瞒报、谎报、缓报、漏报药品安全事件;

(二)对发现的药品安全违法行为未及时查处;

(三)未及时发现药品安全系统性风险,或者未及时消除监督管理区域内药品安全隐患,造成严重影响;

(四)其他不履行药品监督管理职责,造成严重不良影响或者重大损失。

第一百五十条 药品监督管理人员滥用职权、徇私舞弊、玩忽职守的,依法给予处分。

查处假药、劣药违法行为有失职、渎职行为的,对药品监督管理部门直接负责的主管人员和其他直接责任人员依法从重给予处分。

第一百五十一条 本章规定的货值金额以违法生产、销售药品的标价计算;没有标价的,按照同类药品的市场价格计算。

第十二章 附 则

第一百五十二条 中药材种植、采集和饲养的管理,依照有关法律、法规的规定执行。

第一百五十三条 地区性民间习用药材的管理办法,由国务院药品监督管理部门会同国务院中医药主管部门制定。

第一百五十四条 中国人民解放军和中国人民武装警察部队执行本法的具体办法,由国务院、中央军事委员会依据本法制定。

第一百五十五条 本法自 2019 年 12 月 1 日起施行。

实训大纲

安徽医学高等专科学校　杨冬梅

"药事管理与法规"是高职高专教育药学类、食品药品管理类、药品制造类专业必修的一门重要的专业课程,课程主要内容包括药事组织、药品监督管理、药学专业技术人员管理以及药品注册、生产、经营、使用、信息、价格和广告等方面的管理。

本实训教材围绕"药事管理与法规"各知识模块,坚持以"项目导向,任务驱动"构建课程体系,融入课程思政元素编写,供全国高职高专药学类、食品药品管理类、药品制造类专业使用,总学时42学时,各学校可根据专业培养目标、专业知识结构需要、职业技能要求及学校教学条件自行选择实训项目。

一、实训目标

1. 掌握　使学生熟练运用药事管理和法规专业知识,能够综合分析和解决药学实践中的实际问题。

2. 学会　使学生能根据所学专业知识,学会相关专业技能。

3. 了解　拓展专业知识点,适当延伸实训模块相关内容。

二、实训内容

1. 实训目的　通过项目实训,明确实训目的,达到实训目标。

2. 实训相关知识　通过熟悉相关专业知识或参照相关实训体例,以便顺利开展实训。

3. 实训所需　包括实训专业资料(专业刊物、网络资源)、实训场所和实训用具等。

4. 实训要点　分为实训安排和实训注意,包括实训方法、实训步骤、实训要求和实训注意事项等。

三、知识拓展

为相关专业知识,进一步拓展专业知识点,适当延伸实训模块相关内容。

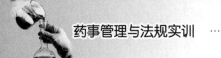

四、实训考核评分标准

根据不同类型的实训项目进行不同形式的量化考核。

五、实训项目和参考学时分配

序号	实训项目/任务内容	参考学时
项目一	药事管理与药事组织	
任务一	总结近年来我国药事管理工作重大事件	2
任务二	参观药品监督管理部门或药品检验机构	2
项目二	药学专业技术人员管理	
任务	执业药师现状调研	2
项目三	药品不良反应报告与监测管理	
任务	《药品不良反应/事件报告表》填写	2
项目四	药品注册管理	
任务	药品注册申报	2
项目五	药品生产管理	
任务	参观符合 GMP 的药品生产车间	2
项目六	药品经营管理	
任务一	OTC 药品调研	2
任务二	首营企业与首营品种审核	2
任务三	药品储存与养护	2
任务四	药品召回过程演练	1
项目七	医疗机构药事管理	
任务一	编写《药讯》	2

序号	实训项目/任务内容	参考学时
任务二	门诊处方点评	1
任务三	门诊药品调配	2
任务四	静脉用药集中调配	2
项目八	特殊管理药品的管理	
任务一	"珍爱生命　远离毒品"主题演讲	2
任务二	特殊管理药品零售调研	2
项目九	药品信息管理	
任务一	药品标签和说明书实例讨论分析	2
任务二	药品广告批准文号的审批	2
任务三	药品通用名、药品商品名及药品注册商标的调研	2
项目十	中药管理	
任务	中药饮片销售市场调研	2
项目十一	药品监督管理	
任务	药品典型案例分析	4
合计		42

2022 年 11 月

参 考 文 献

［1］李洁玉,杨冬梅,卞晓霞. 药事管理与法规［M］. 2 版. 北京:高等教育出版社,2021.

［2］潘雪丰,杨冬梅.医院药学概论［M］.北京:人民卫生出版社,2021.

［3］国家食品药品监督管理总局执业药师资格认证中心. 药事管理与法规:国家执业药师职业资格考试指南［M］.8 版. 北京:中国医药科技出版社,2021.

［4］万仁甫. 药事管理与法规［M］. 3 版.北京:人民卫生出版社,2018.

［5］杨世民.药事管理学［M］. 6 版.北京:人民卫生出版社,2016.